NHKスペシャル

どうすれば この命を全うできるのか。
体の中には巨大な情報ネットワークが存在する。
臓器同士のダイナミックな情報交換。
命を支える臓器たちの会話に、今こそ耳を傾けよう。

人体
神秘の巨大ネットワーク
3

第4集
万病撃退！"腸"が免疫の鍵だった

第5集
"脳"すごいぞ！ひらめきと記憶の正体

東京書籍

はじめに

　NHKスペシャル「人体」と連動して、東京上野の国立科学博物館で開催されている「特別展　人体　神秘への挑戦（2018年3月13日〜6月17日）」が、間もなく閉幕します。人体の基礎的な仕組みを理解しながら、ルネサンスの時代から現代まで続く医学の功績を振り返ることができるこの展覧会。はじめて展示をたどった時、私は先人達のあくなき探求心と努力の歴史に圧倒されました。

　お陰様で、会場は連日大賑わい。来館者数は、ゴールデンウィーク明けに、早くも30万人を突破しました。自分自身でありながら、実はほとんど実態を知らない"人体"。その仕組みを知り、謎に触れることは、多くの人の心を振るわせる"ロマン"なのだと感じずにはいられません。

　さて、第3巻のテーマは、「腸」と「脳」。ますます、一筋縄ではいかない不可思議で難解な世界が広がります。このシリーズ「人体」のテーマは、体全体を"巨大なネットワーク"として捉えなおそうというものです。これまでは、脳が司令塔となって体全体をコントロールしていると考えられてきました。しかし、実際には、様々な臓器がメッセージを伝える物質をやりとりしながら、私たちの命を守ってくれているということが、最先端の科学で明らかになってきています。第3巻では、その体内のネットワークの、"多層的な姿"がぐっとクローズアップされます。「腸」では、体内のネットワークが、外界（腸内細菌）からのメッセージに影響を受けるという複雑な世界が繰り広げられます。「脳」では、体内のネットワークの中に存在する、もう一つの高性能なネットワーク（神経ネットワーク）の、神々しいまでのメカニズムが明らかになっていきます。

　「腸」と「脳」について、私はこれまでにも何本かの番組を制作してきました。NHKスペシャル「腸内フローラ　解明！驚異の細菌パワー」（2015年2月放送）では、腸の中に100兆個以上、数百種類もの細菌が住んでいて、その細菌が出す物質が私たちの健康や美容に様々な影響を及ぼしていることをお伝えし大きな反響を呼びました。それからたった3年。研究は驚くほど進歩しました。今では、「腸」は単に栄養や水分を吸収する役割を果たす

だけでなく、"免疫を司る臓器"であるという考え方が広がりを見せています。そして、腸内細菌が出すメッセージ物質が、免疫細胞に影響を与え、私たちの免疫機能が正常に保たれていることも分かってきました。現代人を悩ませるアレルギーや自己免疫疾患など、免疫の異常によって起こる病と、腸内細菌との関係について盛んに研究が行われています。

　他方、「脳」について。私が盛んに取材をしていたのは、今から10年ほど前。脳梗塞に陥った脳科学者が再生するまでのドキュメントや、棋士の羽生善治さんの「直感力」の秘密を解析する研究のルポなど、最先端の脳科学の現場にどっぷりと浸かって、次々と明らかになる脳のパワーにワクワクしながら番組を制作していたのを思い出します。当時と比べると、脳を計測するMRIなどの技術は格段の進歩を遂げ、より細かく、領域同士のやりとりまで詳細に解析できるようになりました。脳の可塑性や記憶のメカニズムについても、当時では考えられないほどアグレッシブな研究が展開されています。そして、「すい臓が出すインスリンが記憶力と関係している」という報告に象徴されるように、体全体と脳との関係が研究の大きな潮流となりつつあります。

　いずれの分野も、驚異的なスピードで研究が進んでいることは確かです。しかしどうしたことか、印象としては「解明が進んだ！」という実感がもてないのです。新たなファクトが提示されると、また次の課題が浮かび上がり、謎が謎を呼ぶ。「結局どうなのだろう？」と、まるで迷宮に迷い込んだような気持ちに陥るのです。おそらく「腸」や「脳」の本当の姿にたどり着くまでには、途方もない時間がかかるのではないでしょうか。
　これからも積み上げられていくであろう努力の末に、一体何が見えてくるのか——。弛みなく未来を切り開いていく研究者の方々の膨大な熱量。それこそが"人体に潜むロマン"の源泉にあるパワーなのだと思います。さあ、今まさに研究者達が格闘している"神秘への挑戦"その最前線を見ていきましょう。

NHK大型企画開発センター
チーフ・プロデューサー　浅井健博

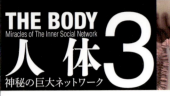

第4集
万病撃退！"腸"が免疫の鍵だった　006

Part 1
腸は免疫力を司る臓器　008

Part 2
人体の免疫本部　034

Part 3
腸内細菌の異常が招く"免疫の暴走"　068

動物と腸内細菌の共生……092

Part 4
腸での会話の理解が医療を変える　094

人の一生と腸内フローラ……102

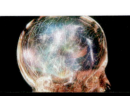
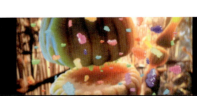
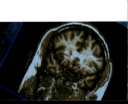

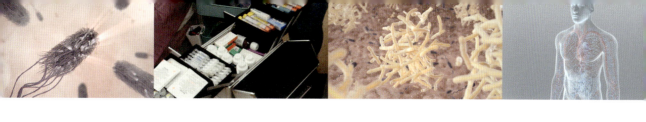

第5集
"脳"すごいぞ！
ひらめきと記憶の正体 104

Part 1
脳に広がる神経細胞のネットワーク 106

Part 2
"ひらめき"の秘密 126

Part 3
海馬に刻まれる記憶 134

3Dゲームで記憶力が向上!?……154

Part 4
認知症撲滅作戦 156

変わった生物を使った脳の研究最前線……178

はじめに……002　　　あとがき……180　　　放送番組CREDITS……184

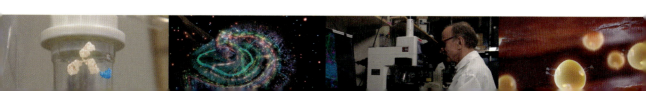

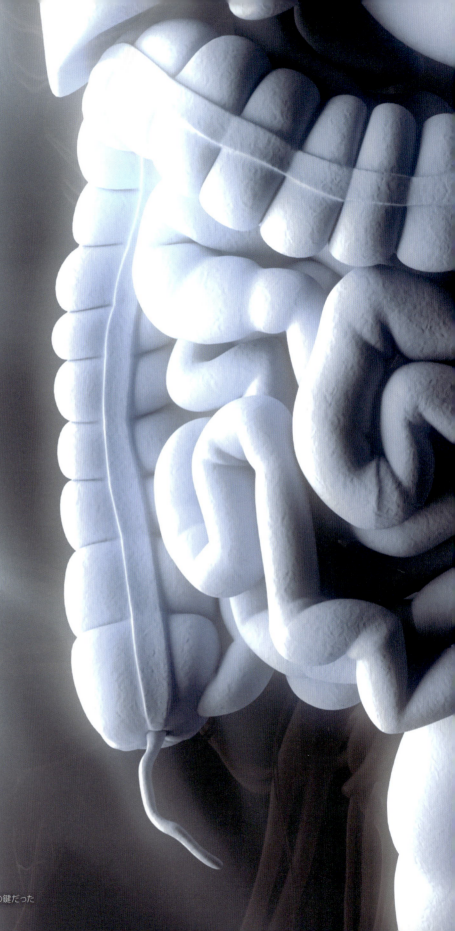

第4章 万病撃退！"腸"が免疫の鍵だった

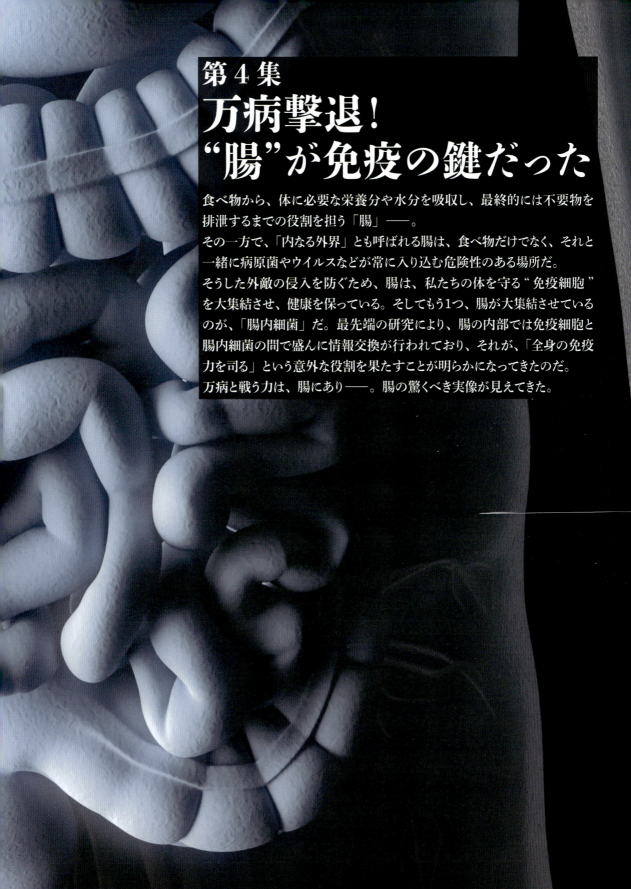

第4集
万病撃退！
"腸"が免疫の鍵だった

食べ物から、体に必要な栄養分や水分を吸収し、最終的には不要物を排泄するまでの役割を担う「腸」——。
その一方で、「内なる外界」とも呼ばれる腸は、食べ物だけでなく、それと一緒に病原菌やウイルスなどが常に入り込む危険性のある場所だ。
そうした外敵の侵入を防ぐため、腸は、私たちの体を守る"免疫細胞"を大集結させ、健康を保っている。そしてもう1つ、腸が大集結させているのが、「腸内細菌」だ。最先端の研究により、腸の内部では免疫細胞と腸内細菌の間で盛んに情報交換が行われており、それが、「全身の免疫力を司る」という意外な役割を果たすことが明らかになってきたのだ。
万病と戦う力は、腸にあり——。腸の驚くべき実像が見えてきた。

Part 1
腸は免疫力を司る臓器

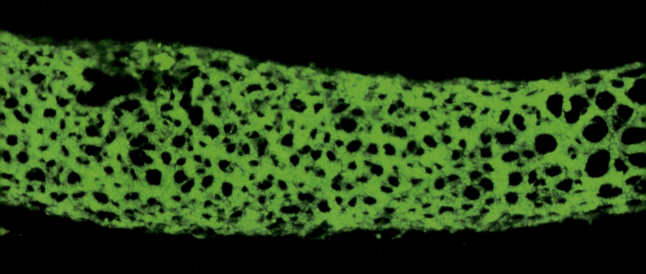

私たちの命や健康を支える「免疫力」が、実は「腸」で生み出されていることが分かってきた。腸は病原菌やウイルスなどの外敵に対抗するため、「腸内細菌」と「免疫細胞」を従えながら全身の免疫を司っている。秘められた腸の素顔に迫る。

人体の中の「独立国家」

　腸は、日々の食事から栄養分や水分を大量に体に取り込む消化吸収の要だ。そして、腸はこうした働きを脳からの指令がなくても自らの判断で行うことができる。なぜ、そのようなことが可能なのか。

　腸にはおよそ1億個もの神経細胞があるといわれており、その数が脳に次いで多いことから「第二の脳」とも呼ばれている。最新技術により高精細な画像が得られる顕微鏡で観察すると、腸の管の周りは数多くの神経細胞が網の目のように取り巻いている。腸はこの神経細胞の働きによって、食べ物を消化吸収するという複雑な動きを、独自に行うことができるのだ。

　また、腸の内部には膨大な数の腸内細菌が住み着いて生態系をつくっている。その腸内細菌たちが群れ集うさまを花畑（フローラ）になぞらえて「腸内フローラ（腸内細菌叢）」と呼び、近年は腸内フローラがもたらす健康効果に大きな注目が寄せられている。このような自分の体の一部ではない細菌たちまで腸はコントロールしているのだ。

　これまでNHKスペシャル「人体」では、体中の臓器がメッセージを伝える物質（メッセージ物質）を交換しながら、互いに直接情報をやりとりすることで、脳に頼らず私たちの命や健康を支えていることを紹介してきた。ところが臓器だけでなく、腸内細菌もまたメッセージ物質を放出していることが分かってきている。

　そして腸は、この本来異物であるはずの腸内細菌が出すメッセージ物質まで利用し、命や健康を守っているという意外な役割も明らかになってきた。

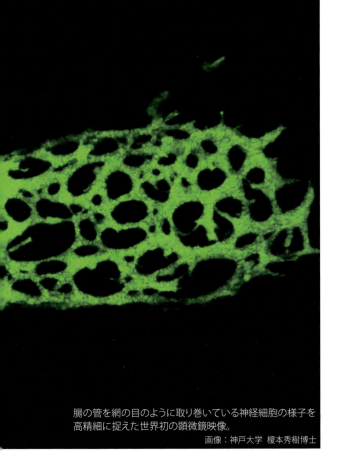

腸の管を網の目のように取り巻いている神経細胞の様子を高精細に捉えた世界初の顕微鏡映像。
画像：神戸大学 榎本秀樹博士

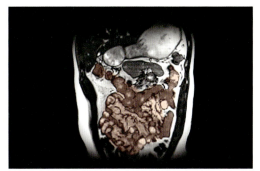

腸のMRI画像。腸を取り出して広げると、およそ30㎡もの大きさになる。　画像：京都大学医学部附属病院／磯田裕義博士

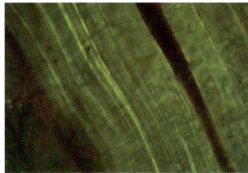

腸壁の筋肉。　画像：自治医科大学　西村智博士

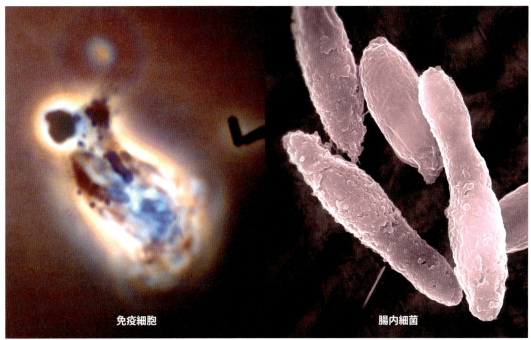

腸は全身の免疫力を保つために、免疫細胞だけでなく、外界からやってきた異物である腸内細菌をも飼い慣らしていることが分かってきた。
画像（右）：C. butyricum NT株, 日東薬品工業株式会社

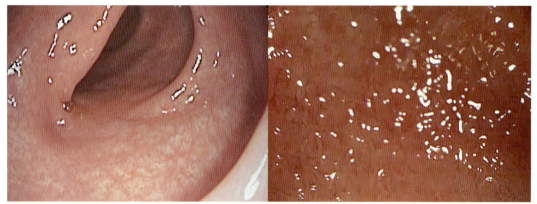

内視鏡で腸をのぞくと、腸の内側の壁の表面はきれいなピンク色で、透明な粘液に覆われている。

画像：昭和大学横浜市北部病院 工藤進英医師

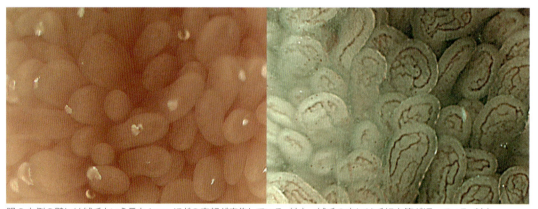

腸の内側の壁には絨毛という長さ1mmほどの突起が密集している（左）。絨毛の中には毛細血管が通っている（右）。

画像：昭和大学横浜市北部病院 工藤進英医師

脳からの指令を受けなくても、自らの神経細胞を操ることができるうえ、腸内細菌ともメッセージを交わす腸は、まさに人体の中の「独立国家」のような臓器といえるのだ。

腸が担う意外な役割

腸が果たしている意外な役割──。それは、「免疫力を司る」という大仕事だ。

「免疫力」とは、インフルエンザや食中毒をはじめ、あらゆる病気から私たちを守ってくれる大事な力。

その「免疫力」が最も必要とされる場所が腸だ。腸に入ってくるのは食べ物だけではない。食べ物と一緒に病原菌やウイルスなども常に入ってくる危険性がある。体の中で最も外敵が侵入しやすい場所が腸なのだ。

絶えず危険にさらされ続けている環境の下で、免疫力を保つために腸が利用しているのが、「腸内細菌」と「免疫細胞」だ。最先端の研究から、腸が腸内細菌と免疫細胞を従えて、全身の免疫力をコントロールしていることが分かってきた。

時代劇の定番『水戸黄門』になぞらえるなら、黄門さまが、助さんや格さんとともに悪者をこらしめるように、「腸」が「腸内細菌」と「免疫細胞」を従えながら、病原菌やウイルスなどの外敵を退治しているというのだ。

外敵の侵入から人体を守る門番

では、腸の従える「腸内細菌」と「免疫細胞」は、一体どこにいるのだろうか──。

口から入った食べ物は、食道から胃を経て腸

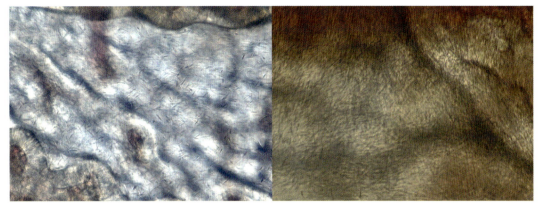

腸壁の表面を覆う粘液の中でうごめく腸内細菌の様子。密集する細かい線状のものが、すべて生きた腸内細菌。

に向かう。腹部に複雑に折りたたまれるような状態でおさまる腸は、人体で最も長い臓器で、全長は成人でおよそ8.5メートルに及ぶ。

　内視鏡で腸をのぞくと、その内側の壁の表面はきれいなピンク色をしており、透明な粘液に覆われている。壁には、「絨毛」と呼ばれる1ミリメートルほどの小さな突起がヒダ状にびっしりと密集している。この絨毛によって、壁の表面は平たんではなくなり凹凸ができる。腸の壁をすべて広げると、なんと総面積はおよそ30平方メートルにもなる。畳にすると20畳分という驚くべき広さだ。

　このように腸の内部の表面積をできるだけ広くすることで、食べ物から効率的に栄養分を吸収することが可能となるのだ。絨毛の中には、毛細血管が網の目のように走っており、吸収された栄養分は、ここから血液に乗って全身に運ばれていく。

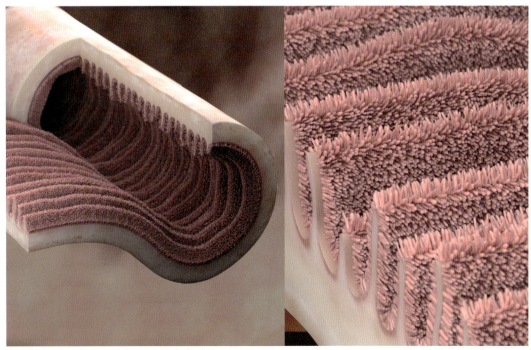

腸の内側の壁にびっしりと生えている絨毛（CG）。

腸内細菌は腸の壁の表面付近に住んでいる。

腸壁の表面を覆う粘液の中に1,000種類以上、総数にしておよそ100兆個（1,000兆個という説もある）が生息しているといわれる。これらの腸内細菌は、人間が食べた物を栄養源（エサ）にして、互いに競い合い、助け合いながら、腸内フローラを形成している。

では、免疫細胞はどこにいるのだろうか――。それは腸の壁の内側だ。

特殊な顕微鏡を用いて、絨毛の内部を輪切りに捉えた映像では、絨毛の先端から根元にまでびっしりと、赤い粒のようなものが詰まっているのが見える。これらが、すべて免疫細胞だ。（P24～27参照）。

病原菌やウイルスなどの外敵を攻撃し排除する免疫細胞は、いわば「ミクロの戦士」。その数は、全身におよそ2兆個と考えられている。そして腸は、なんとその7割もの大量の免疫細胞を寄せ集めて、絨毛のすぐ内側に配備しているというのだ。腸は人体の免疫の最前線であり、外敵の侵入から人体を守る「門番」なのだ。

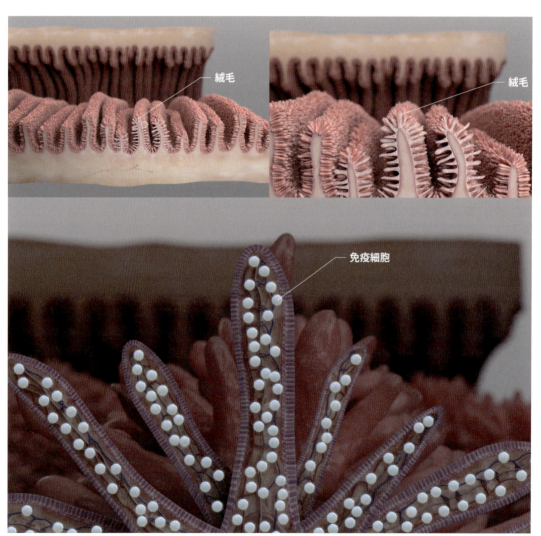

突起の1つ1つが腸の内側に密集する絨毛。免疫細胞は腸だけでなく全身に存在するが、そのうちのおよそ7割が腸に配備されているといわれる（CG）。

寄生虫を攻撃する免疫細胞（顕微鏡）

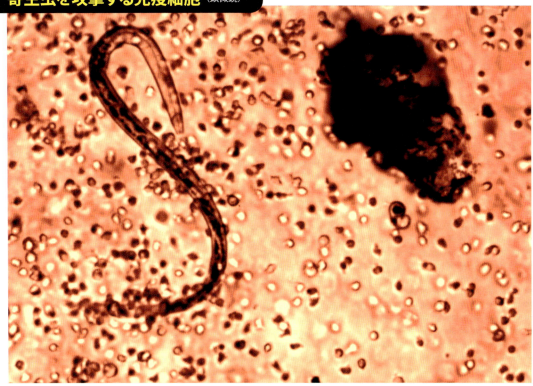

小さな丸い粒のように見える細胞がすべて免疫細胞。全身におよそ 2 兆個いると考えられている。

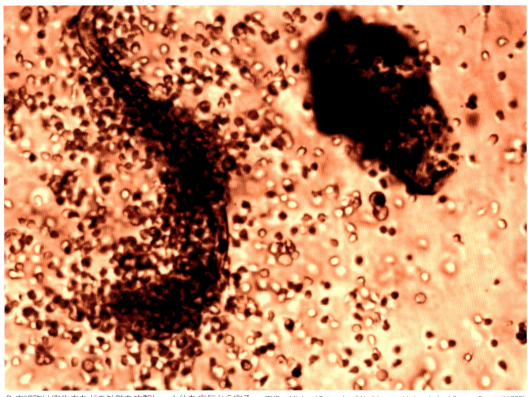

免疫細胞は寄生虫などの外敵を攻撃し、人体を病気から守る。　画像：Michael Patnode（Washington University）／ Steven Rosen (UCSF)

絨毛

画像：昭和大学横浜市北部病院 工藤進英医師

内視鏡で観察した絨毛。イソギンチャクのような形をした絨毛の表面は透明な粘液が覆っている。なお、腸において絨毛が見られるのは小腸（十二指腸、空腸、回腸）で、大腸には存在しない。

絨毛と腸内細菌

画像：ヨネ・プロダクション

絨毛内部を網の目のように走る毛細血管と生きた腸内細菌の姿を同時に捉えた。

腸内細菌

毛細血管

生きた腸内細菌 1
腸の内側を顕微鏡で撮影した映像。

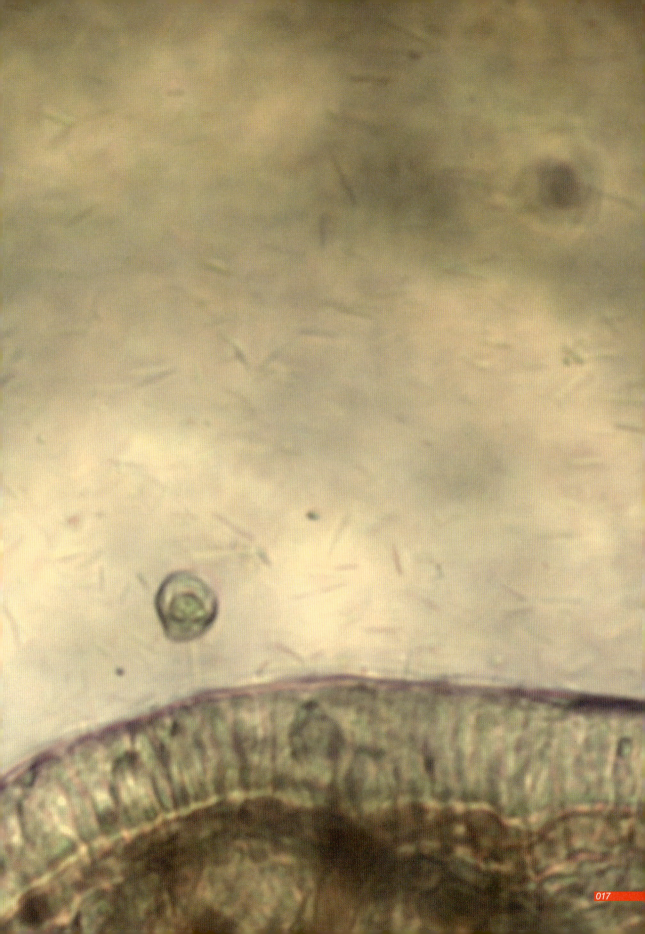

生きた腸内細菌 2
腸壁の表面を覆う粘液の中を顕微鏡で撮影した映像。人の体には1,000種類以上、総数にしておよそ100兆個の腸内細菌が存在するといわれている。

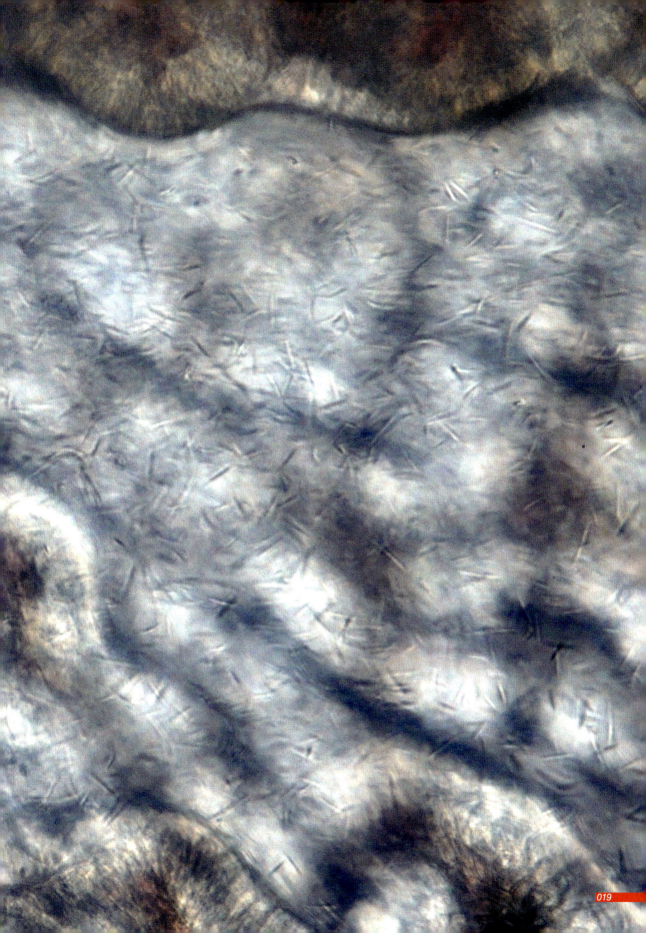

生きた腸内細菌 3
腸壁の表面を覆う粘液の中を顕微鏡で撮影した映像。
密集する細かい線状のものが腸内細菌。

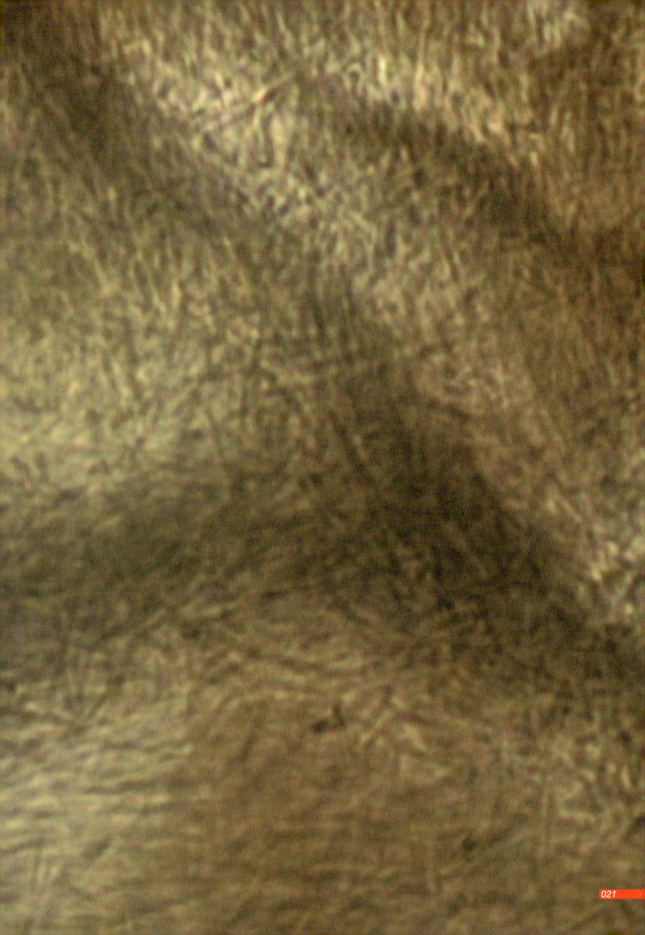

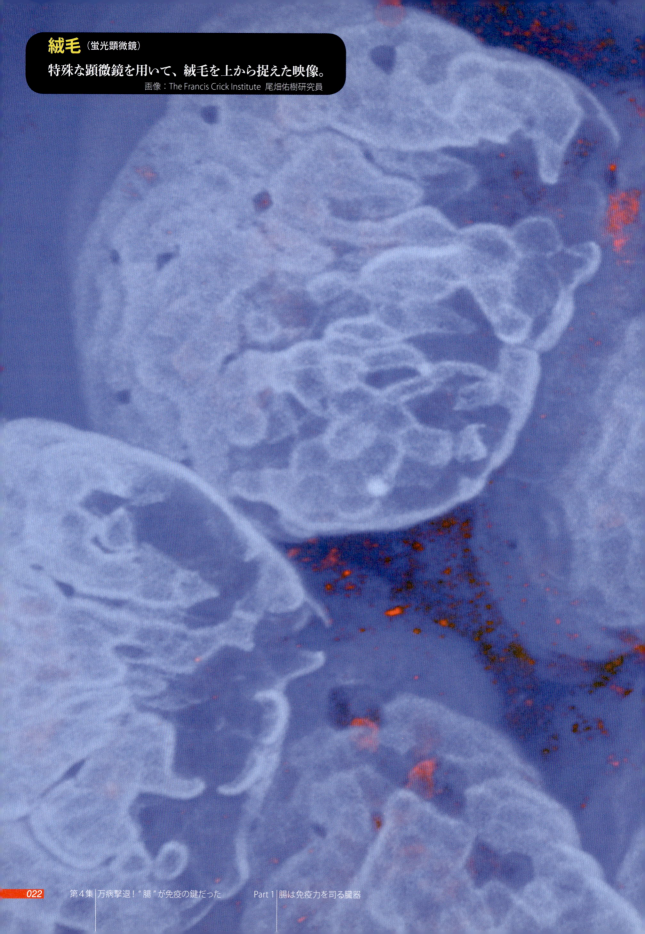

絨毛（蛍光顕微鏡）
特殊な顕微鏡を用いて、絨毛を上から捉えた映像。
画像：The Francis Crick Institute 尾畑佑樹研究員

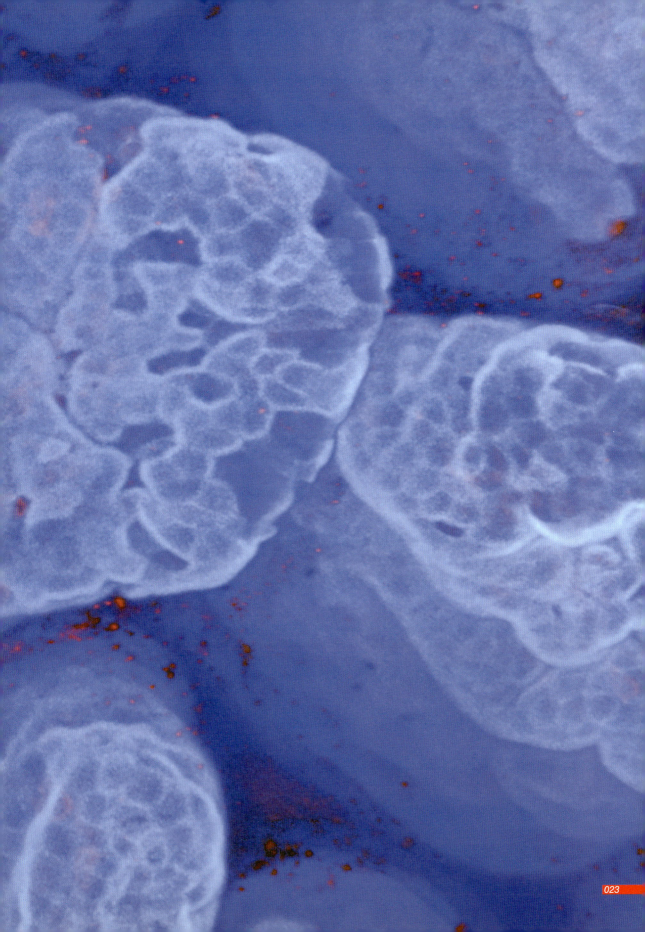

絨毛内の免疫細胞 1（蛍光顕微鏡）

絨毛を輪切りにした映像。絨毛の内部に詰まっている赤いもの、1つ1つがすべて免疫細胞だ。

画像：The Francis Crick Institute 尾畑佑樹研究員

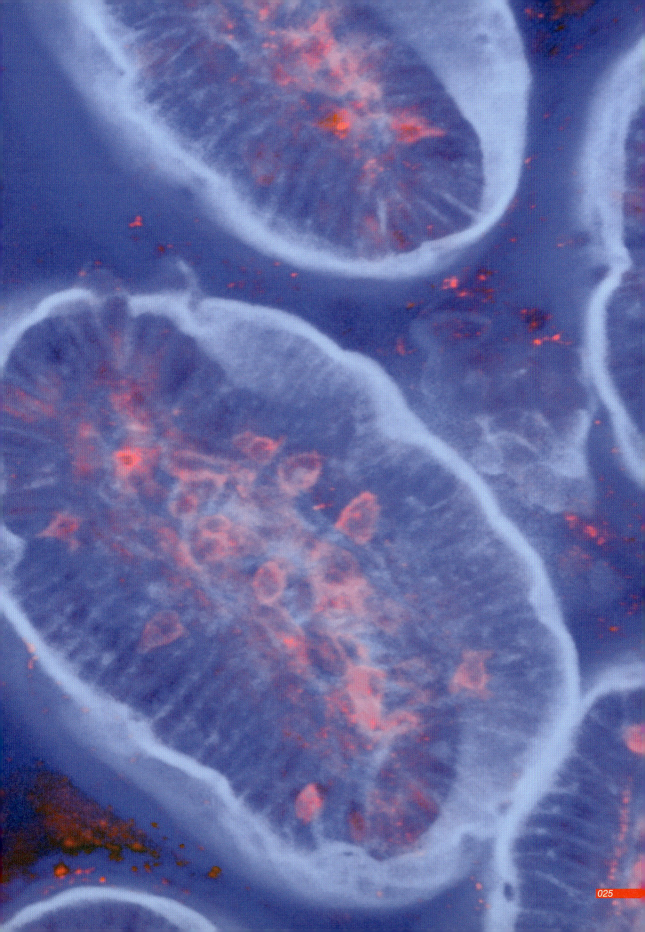

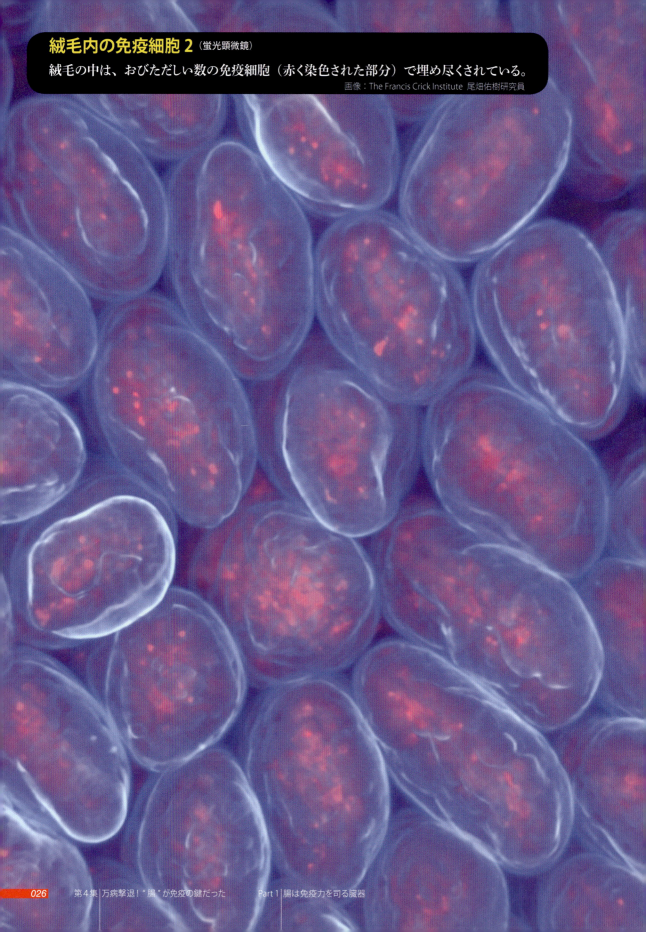

絨毛内の免疫細胞 2（蛍光顕微鏡）
絨毛の中は、おびただしい数の免疫細胞（赤く染色された部分）で埋め尽くされている。

画像：The Francis Crick Institute 尾畑佑樹研究員

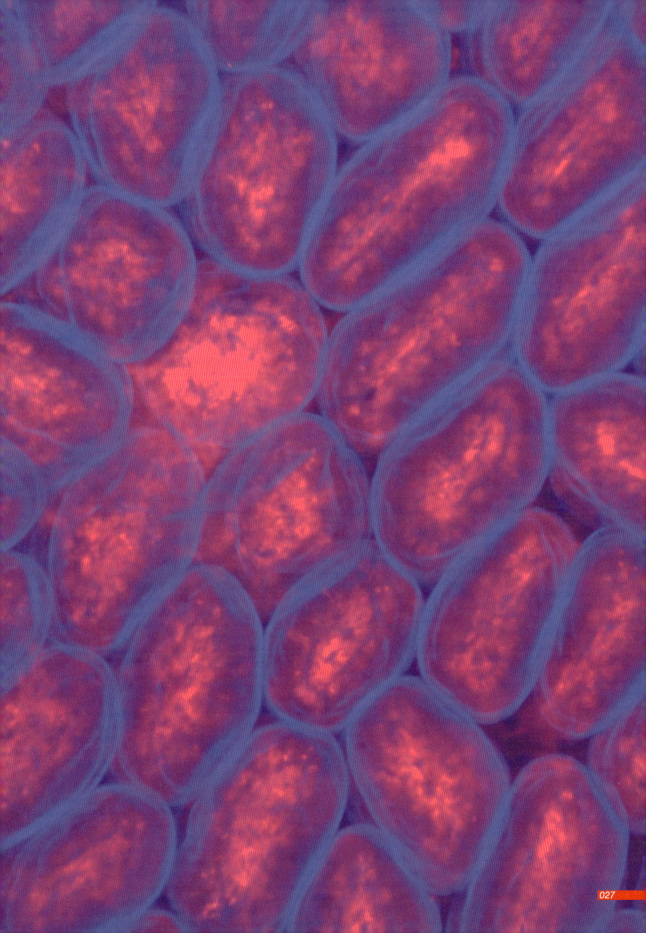

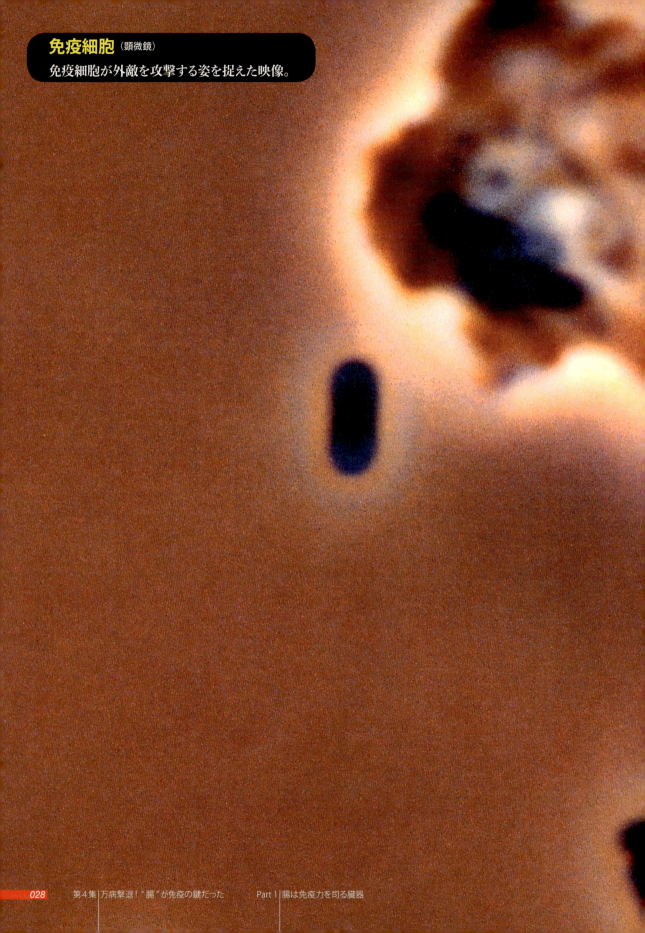

免疫細胞（顕微鏡）
免疫細胞が外敵を攻撃する姿を捉えた映像。

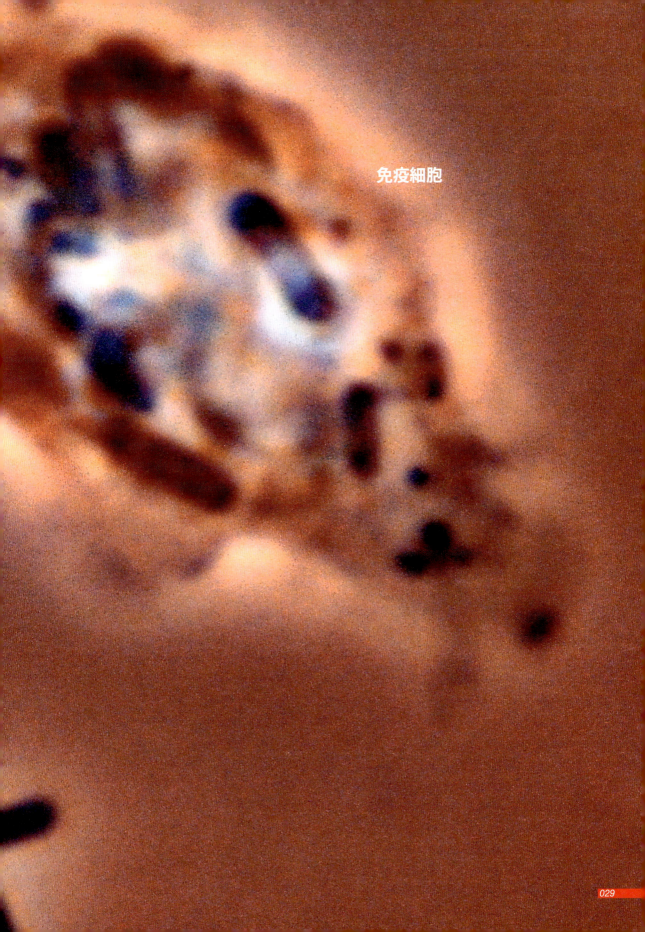

免疫細胞

腸は、複雑に折りたたまれるような状態で腹部におさまっている。
腸を引き伸ばすと、およそ8.5mにもなる。

画像：京都大学医学部附属病院／磯田裕義博士

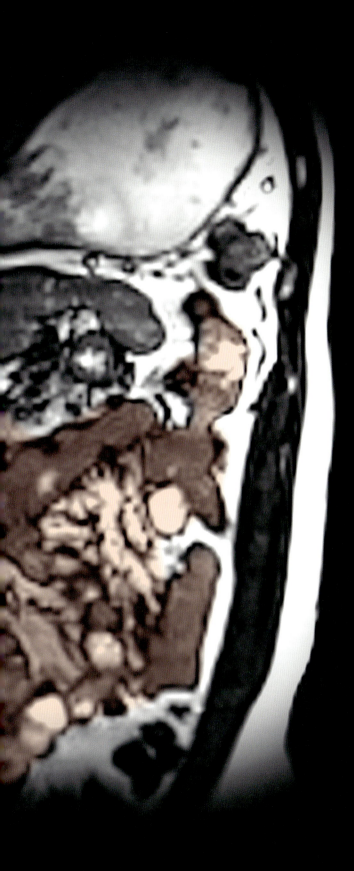

腸壁の筋肉 （顕微鏡）
腸は、神経細胞の働きで筋肉を操り、食べ物を消化吸収する複雑な動きを、脳からの指令がなくても独自に行うことができる。
画像：自治医科大学　西村智博士

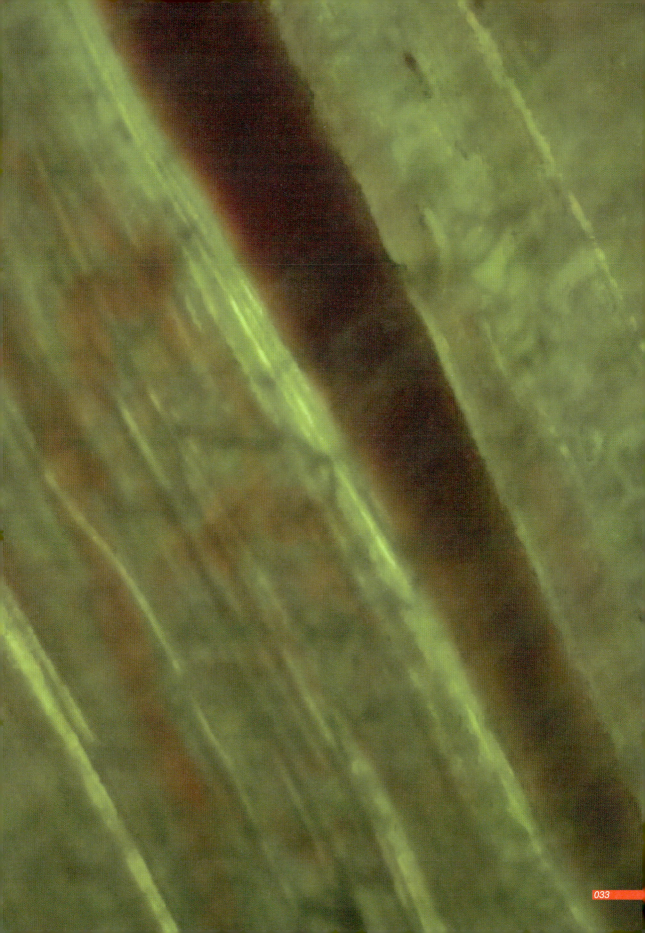

Part 2
人体の免疫本部

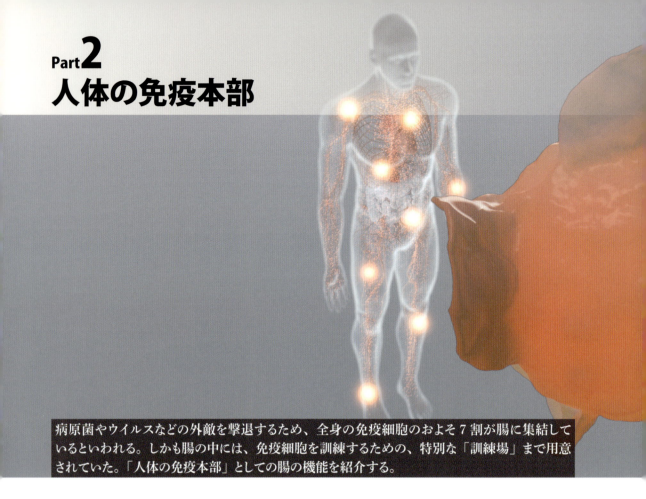

病原菌やウイルスなどの外敵を撃退するため、全身の免疫細胞のおよそ7割が腸に集結しているといわれる。しかも腸の中には、免疫細胞を訓練するための、特別な「訓練場」まで用意されていた。「人体の免疫本部」としての腸の機能を紹介する。

外敵の侵入を防ぐ仕組み

　腸は外敵の侵入に備えて、大量の免疫細胞を腸壁のすぐ内側に寄せ集めて、がっちりと防御を固めている。では、いざというとき、腸はどのようにして免疫細胞と連携し、外敵の侵入を防ぐのだろうか――。

　一口に免疫細胞といっても、免疫細胞にはいくつかの種類があり、その役割も「外敵の発見」「外敵の情報の伝達」「外敵への攻撃」など、それぞれ異なる。腸内で活躍するのは、"司令官"の役割を果たす免疫細胞（T細胞）だ。

　外敵の侵入を感知した"司令官"の免疫細胞は、それを排除しようとして、あるメッセージ物質を放出する。「攻撃して！」と伝える「IL-22（インターロイキン-22）」という物質だ。このメッセージが届けられるのは、腸の壁、絨毛の表面に並ぶ「上皮細胞（じょうひさいぼう）」という細胞。メッセージを受け取ると、上皮細胞は秘密兵器である「殺菌物質（抗菌ペプチド）」を噴き出して、次々と病原菌を死滅させていく。こうして免疫細胞と腸は、見事な連係プレーで外敵を撃退しているのだ。

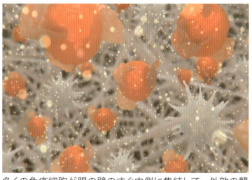

多くの免疫細胞が腸の壁のすぐ内側に集結して、外敵の襲来に備えている（CG）。

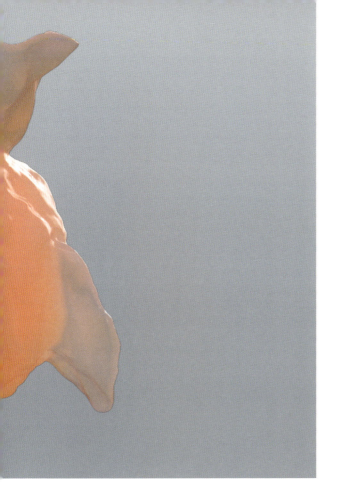

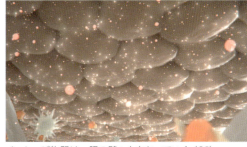

メッセージ物質は、腸の壁へと向かっていく（CG）。

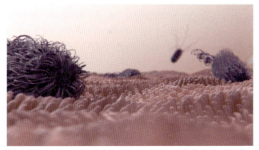

腸の壁に接着して、体内に侵入しようとする病原菌（CG）。

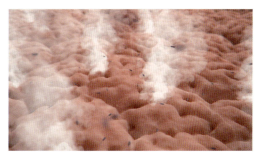

免疫細胞からのメッセージを受け取った上皮細胞が、殺菌物質を噴き出す（CG）。

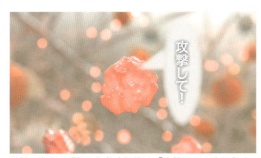

外敵の存在を感知した免疫細胞は「攻撃して！」というメッセージ物質を放出する（CG）。

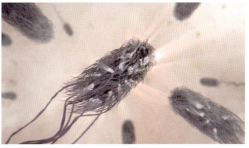

上皮細胞の放つ殺菌物質は次々と病原菌を死滅させ、撃退する（CG）。

免疫細胞の訓練

腸は、免疫細胞を集めて、外敵の侵入を防いでいるだけではない。

実は、全身の免疫力を高く保つために、免疫細胞を訓練するという、意外な役割を果たしていることも分かってきた。

腸の壁はびっしりと絨毛で覆われているが、ところどころ絨毛のない平らな場所がある。なんとここは、"免疫細胞の訓練場"。「パイエル板」と呼ばれる、腸独特の組織だ。

このパイエル板を拡大して見ると、表面にいくつもの小さなくぼみがあるのが分かる。このくぼみは「M細胞」と呼ばれる腸にしかない特殊な細胞だ。

腸の内部には、いつもさまざまな腸内細菌やウイルス、食べ物のかけらなどの異物が漂っているが、なんとこのM細胞は、それらを、まるでアリ地獄のように、パイエル板の中に引きずり込んでしまう。

そして、その中で待ち受けるのが、たくさんの免疫細胞たちだ。

例えば、害のない腸内細菌がくぼみから訓練場に取り込まれると、免疫細胞の中でも"運

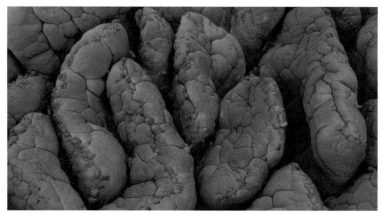
腸の内側の壁を埋め尽くしている絨毛。

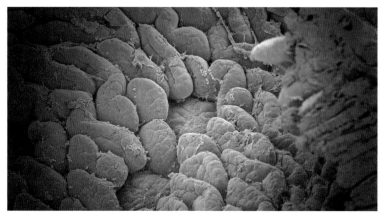
壁のところどころに存在する平らな場所はパイエル板と呼ばれる免疫組織。

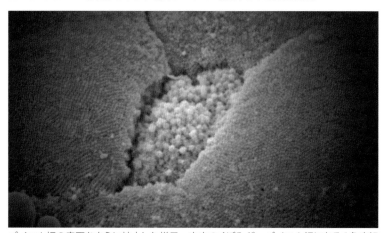
パイエル板の表面をさらに拡大した様子。中央のくぼみが、パイエル板にある"免疫細胞の訓練場"への入り口。

画像（上中下）：甲賀大輔博士・旭川医科大学／日立ハイテクノロジーズ／NHK

び屋"の役割を持つ細胞（樹状細胞）がキャッチして、それを"司令官"の役割を持つ免疫細胞のもとへと運ぶ。そして、「この腸内細菌は

人体にとって敵ではない」ということを学ばせるのだ。すると、"司令官"役の免疫細胞は腸内細菌を「仲間」として認識し、記憶する。

一方、M細胞は、病原菌やウイルスといった外敵も捕らえて、腸の壁の中へと引きずり込む。"運び屋"の免疫細胞は、やはりこれを捕らえて、"司令官"役の免疫細胞のもとへと向かう。そして、「この細胞は人体にとって有害で攻撃すべき敵だ」と学ばせ、記憶させるのだ。

このように、免疫細胞を訓練するために、腸はわざわざ細菌などの異物を壁の中に引き入れてトレーニングしている。

訓練を終えた免疫細胞は全身へ

腸での訓練によって、免疫細胞はインフルエンザや肺炎など、さまざまな病気と戦うことができるようになると考えられる。

その活躍の場は、腸だけにとどまらない。訓練を終えた免疫細胞たちは、血液の流れに乗って、腸から体中に派遣される。そして、全身の至るところで病原菌やウイルスと戦う「戦士」になるのだ。

まさに、腸は全身の免疫力を司る「人体の免疫本部」といえるだろう。

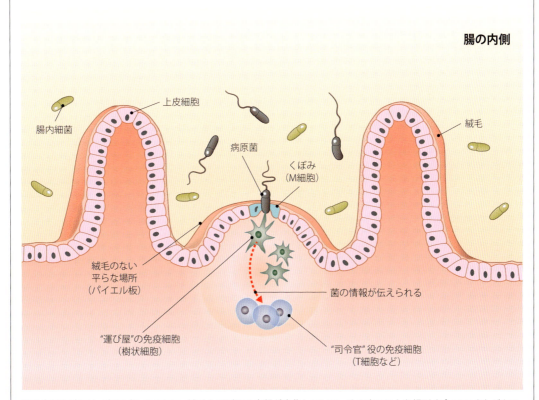

腸が免疫細胞を訓練する仕組み

腸の内側の壁には、高層ビルのように、絨毛と呼ばれる突起が密集していて、その中に平らな場所（パイエル板）がある。そこのくぼみ（M細胞）から、腸内細菌や病原菌を引きずり込み、人体にとって攻撃すべき敵や味方の特徴を免疫細胞に学習させている。

大野博司: 生化学. 2011; 83: 13-22などを参考に作成

腸が外敵の侵入を防ぐ仕組み1 (CG)

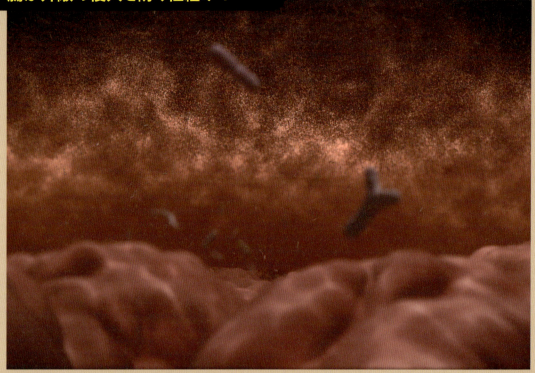

1. 透明な粘液で覆われた腸の表面付近――。

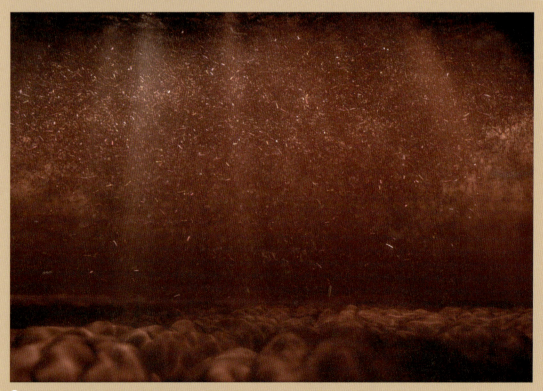

2. 粘液の中にはたくさんの腸内細菌が漂っている。

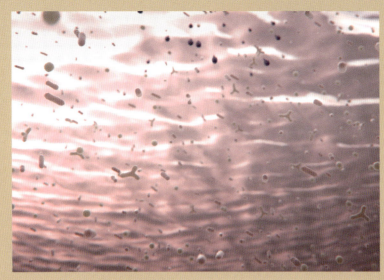

3.
と、そこへ悪そうな姿をした、
細菌の集団がやってきた。

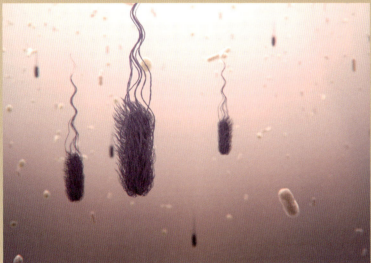

4.
病原菌の襲来だ!

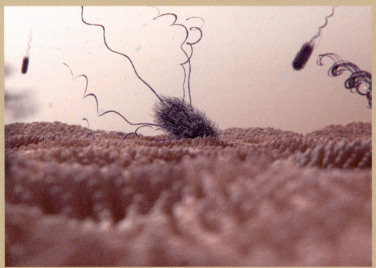

5.
腸の壁に接着した病原菌。
このままでは体内への侵入を
許してしまう。

腸が外敵の侵入を防ぐ仕組み 2 (CG)

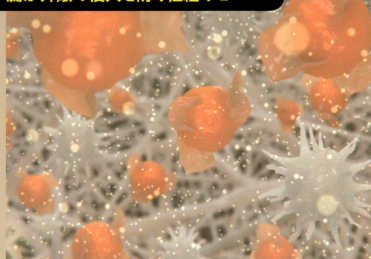

6.
病原菌が腸の壁から侵入しようとしているとき、壁の内側の免疫細胞たちは——。

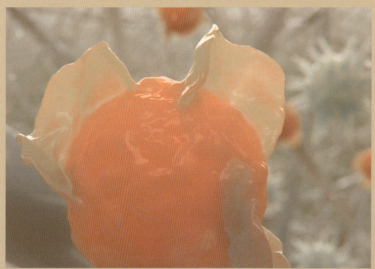

7.
異変を察知したようだ。

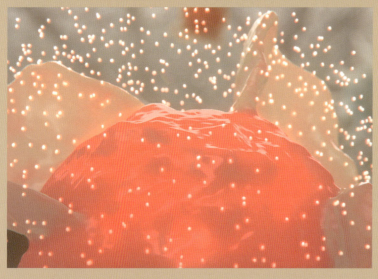

8.
すると、免疫細胞（T細胞）がメッセージ物質（IL-22）を放出し始めた。

9.「攻撃して!」というメッセージだ。

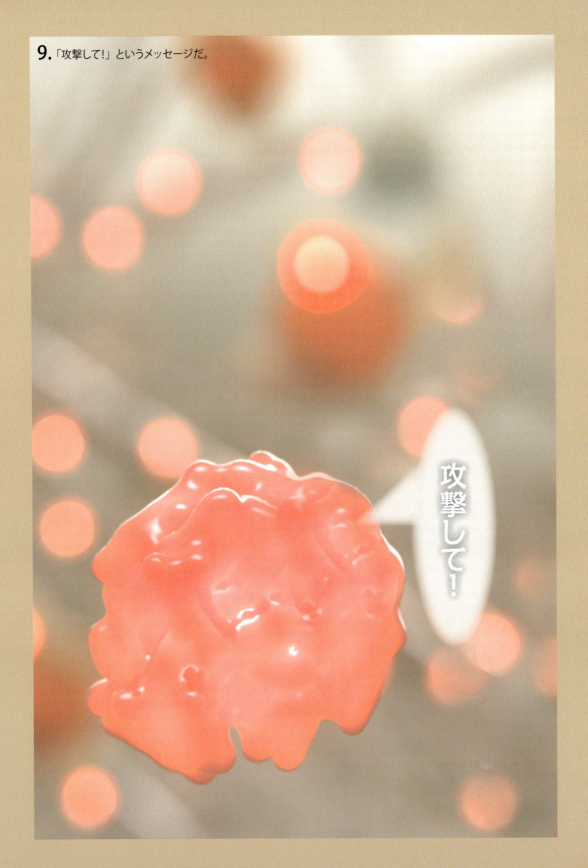

腸が外敵の侵入を防ぐ仕組み 3 (CG)

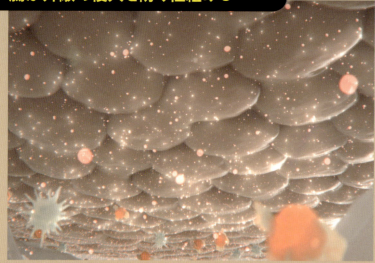

10.
メッセージ物質は、腸の壁へと向かっていく。

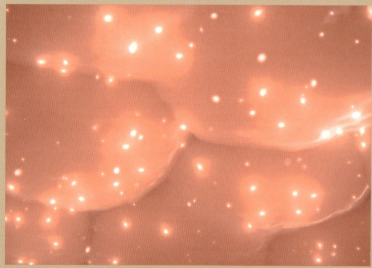

11.
免疫細胞からのメッセージを受け取るのは腸の壁の細胞（上皮細胞）だ。

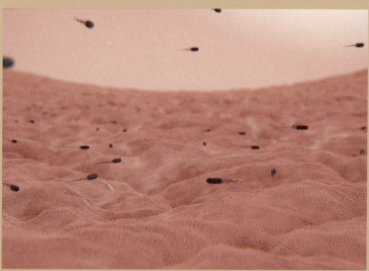

12.
こちらは、病原菌がいる腸の表面付近。病原菌がいる壁に変化が――。

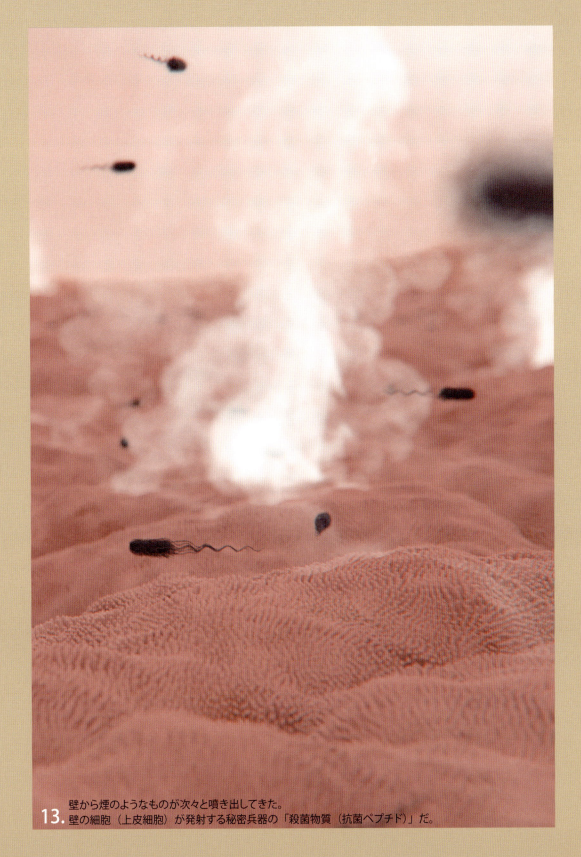

13. 壁から煙のようなものが次々と噴き出してきた。
壁の細胞（上皮細胞）が発射する秘密兵器の「殺菌物質（抗菌ペプチド）」だ。

腸が外敵の侵入を防ぐ仕組み 4 (CG)

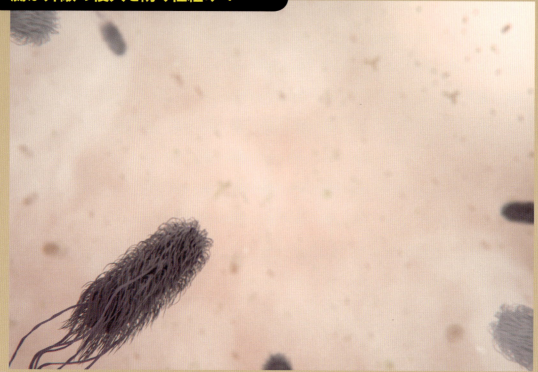

14. 噴き出した殺菌物質は病原菌へと向かっていく。

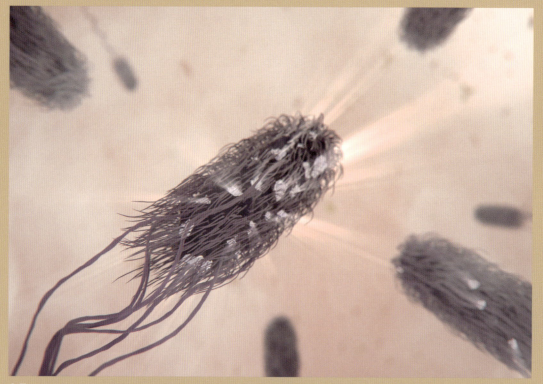

15. 殺菌物質に病原菌が捕らえられると――。

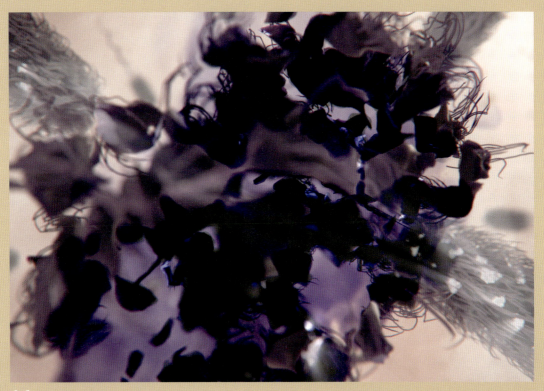
16. 病原菌は死滅！

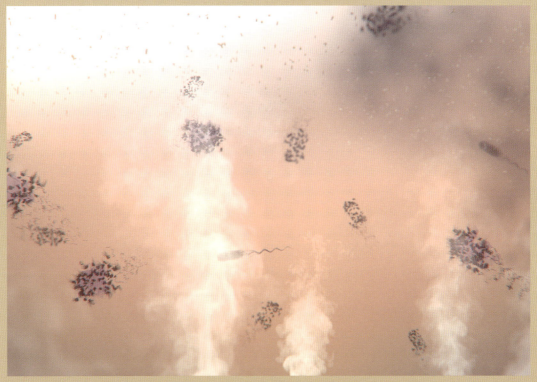
17. このように、免疫細胞と腸の見事な連携プレーで病原菌を撃退する。

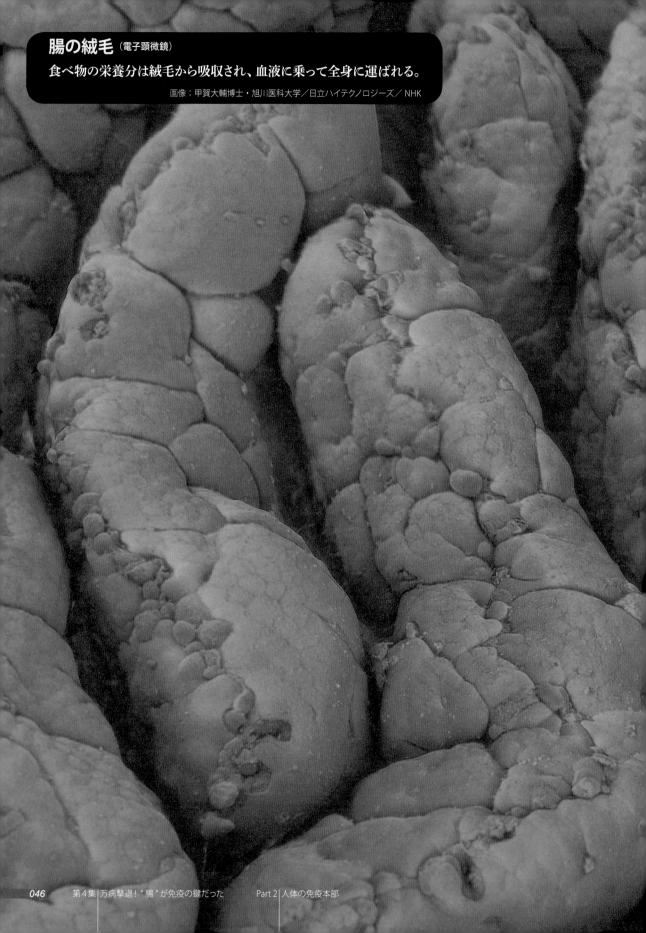

腸の絨毛（電子顕微鏡）
食べ物の栄養分は絨毛から吸収され、血液に乗って全身に運ばれる。

画像：甲賀大輔博士・旭川医科大学／日立ハイテクノロジーズ／NHK

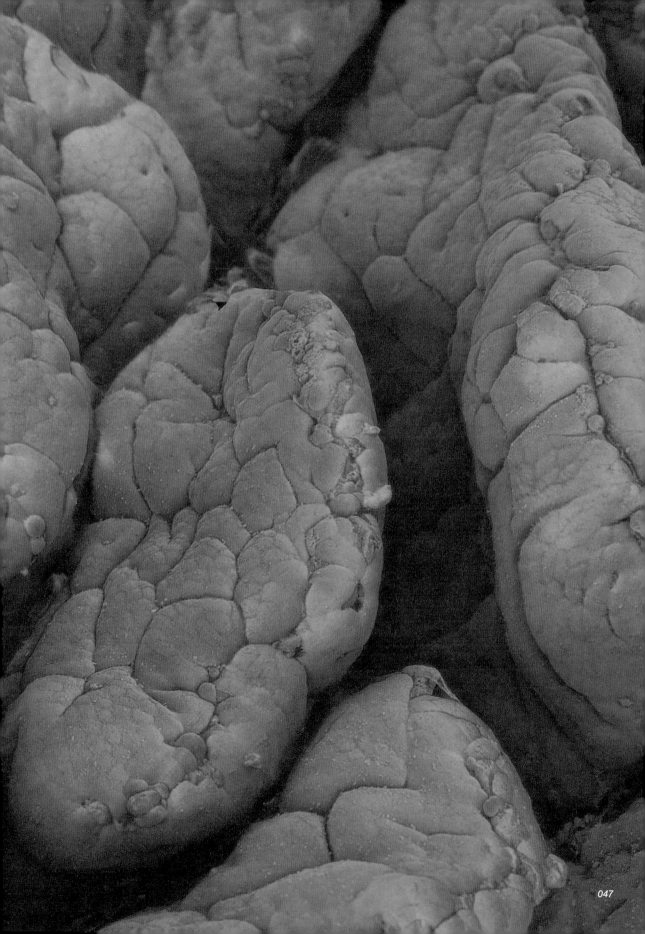

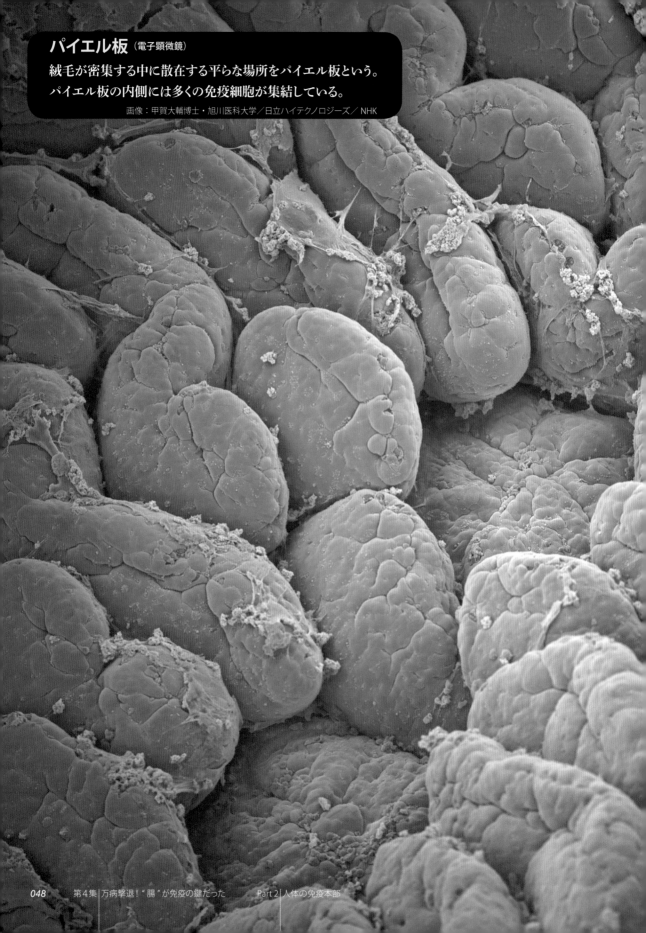

パイエル板（電子顕微鏡）
絨毛が密集する中に散在する平らな場所をパイエル板という。パイエル板の内側には多くの免疫細胞が集結している。

画像：甲賀大輔博士・旭川医科大学／日立ハイテクノロジーズ／NHK

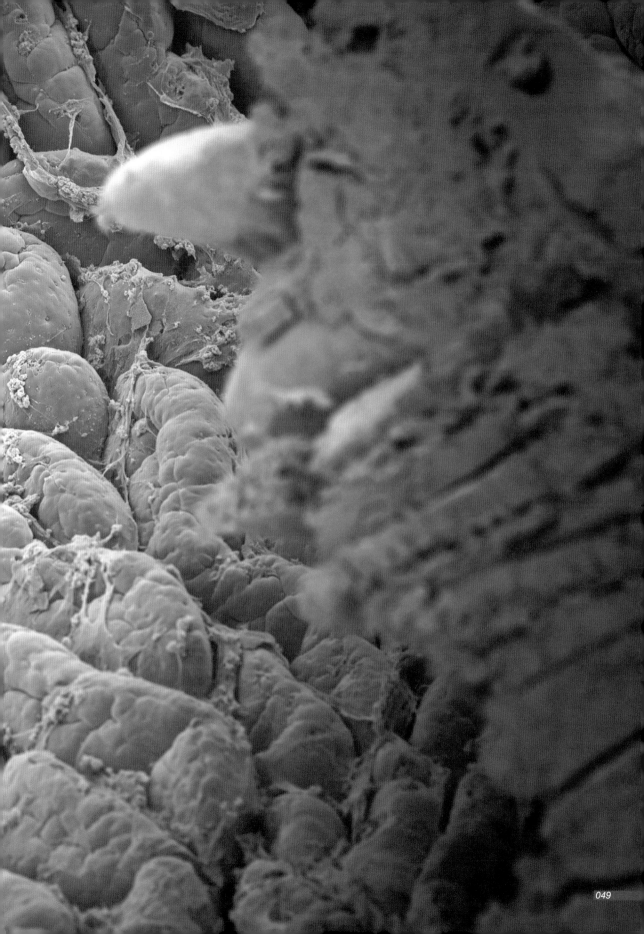

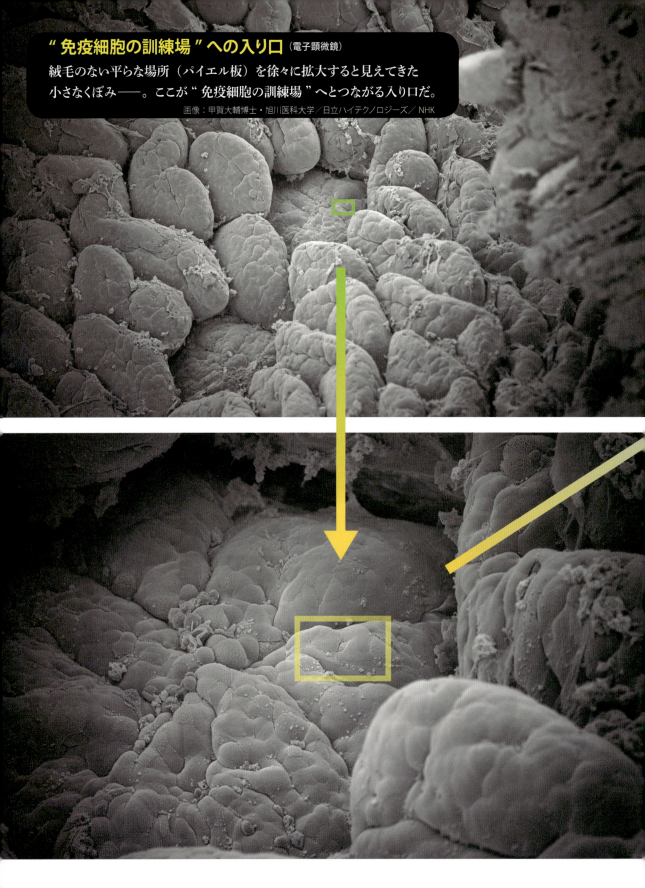

"免疫細胞の訓練場"への入り口 (電子顕微鏡)

絨毛のない平らな場所（パイエル板）を徐々に拡大すると見えてきた小さなくぼみ——。ここが"免疫細胞の訓練場"へとつながる入り口だ。

画像：甲賀大輔博士・旭川医科大学／日立ハイテクノロジーズ／NHK

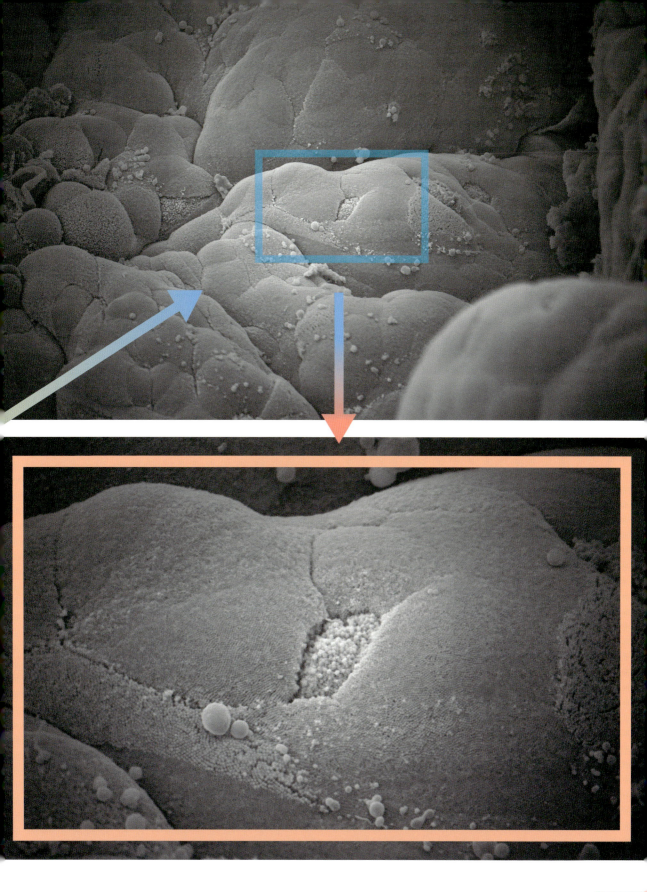

パイエル板のM細胞（電子顕微鏡）

パイエル板に存在する小さなくぼみは、M細胞と呼ばれている。ここは、免疫細胞のトレーニング場への入り口となり、腸内を漂うさまざまな細菌やウイルスが、ここから取り込まれる。

画像：甲賀大輔博士・旭川医科大学／日立ハイテクノロジーズ／NHK

053

免疫細胞の訓練場 1 (CG)

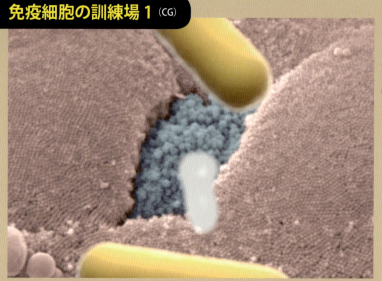

1. 免疫細胞の訓練場への入り口となる、くぼみの近くには、害のないさまざまな腸内細菌や食べ物のかけらが漂っている。

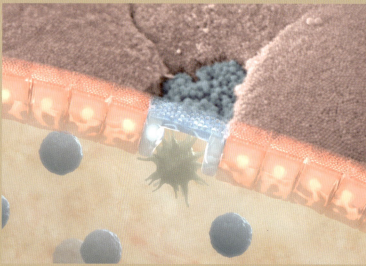

2. 訓練場への入り口付近には、トゲトゲした形の"運び屋"の免疫細胞（樹状細胞）が待機している。

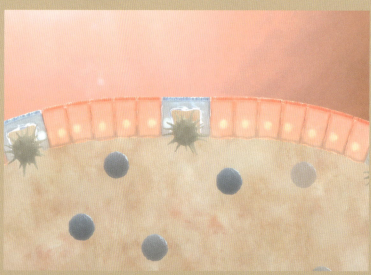

3. 訓練場の入り口は1つだけではない。それぞれの入り口に"運び屋"の免疫細胞が待ち構えている。

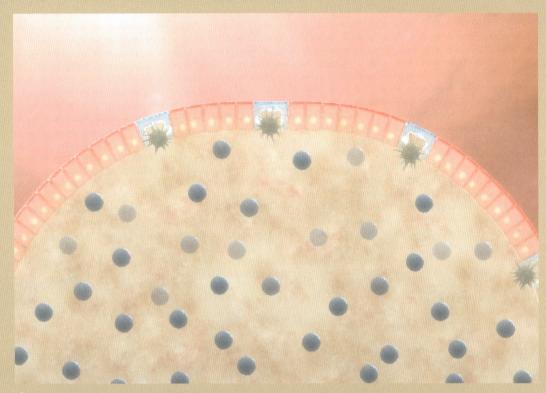

4. 訓練場にはたくさんの"司令官"役の免疫細胞（T細胞）が集まっている。

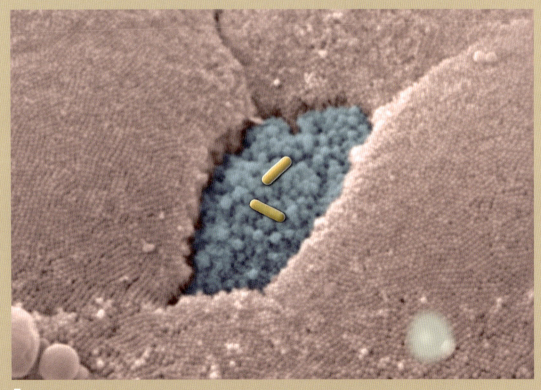

5.「腸内細菌」がくぼみに捕らえられると——。

免疫細胞の訓練場 2 (CG)

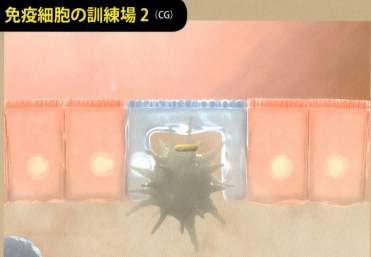

6.
まるでアリ地獄にはまったように、訓練場に引きずり込まれる。

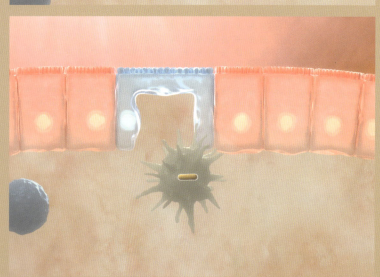

7.
害のない「腸内細菌」。その情報を受け取った"運び屋"の免疫細胞が向かう先は──。

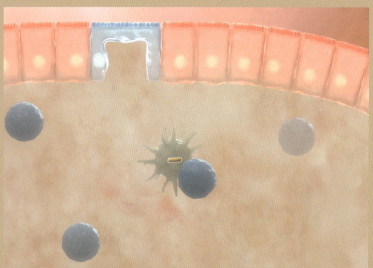

8.
"司令官"役の免疫細胞だ。

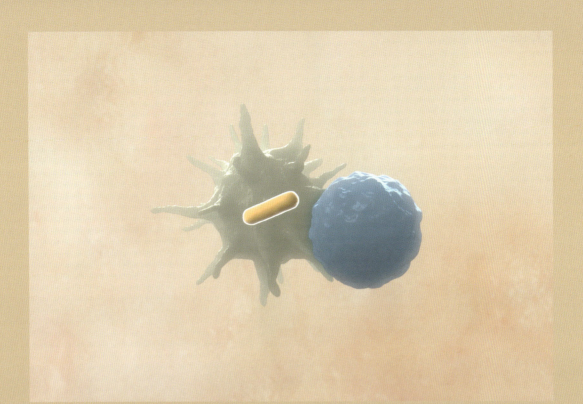

9. "司令官"役の免疫細胞に「この腸内細菌は人体にとって敵ではない」と学ばせる。すると、腸内細菌を「仲間」として認識・記憶する。

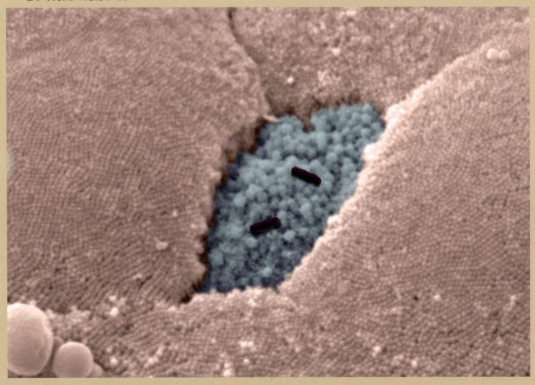

10. くぼみにはウイルスや病原菌といった外敵も捕らえられる。

免疫細胞の訓練場 3 （CG）

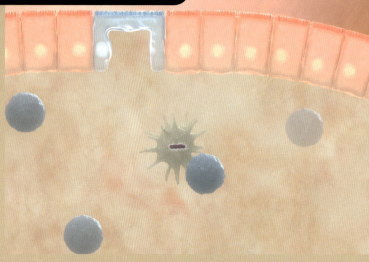

11. ウイルスや病原菌の情報を受け取った"運び屋"の免疫細胞は、"司令官"役の免疫細胞のもとへと向かい──。

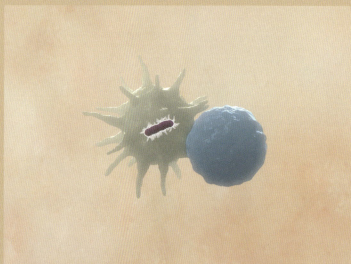

12. 「これは人体にとって有害で攻撃すべき病原菌だ」と学ばせる。

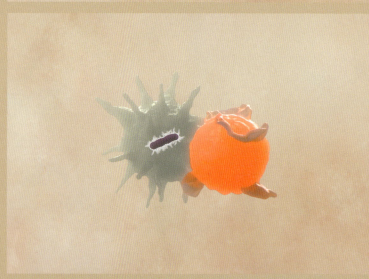

13. "司令官"役の免疫細胞は、病原菌を「敵」として認識し、記憶する。

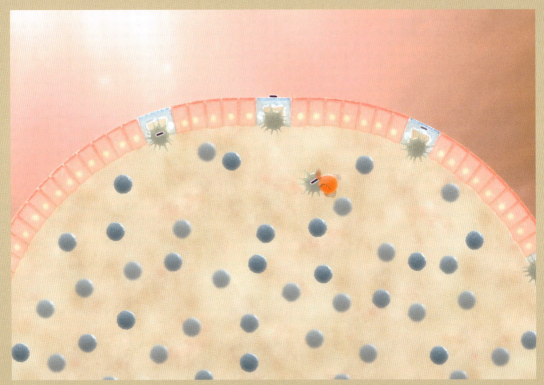
14. 訓練場の中では、腸内のあらゆるものが次々と運ばれ、免疫細胞が「仲間」なのか「敵」なのかを学んでいる。

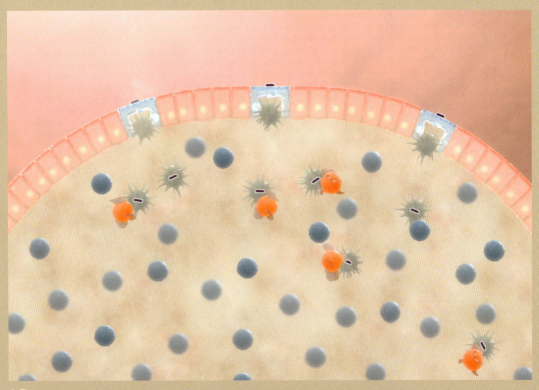
15. 腸はわざわざ異物を体内に引き入れて、免疫細胞をトレーニングしているのだ。

顕微鏡が捉えた免疫細胞の訓練場 1
中央の一際明るく見えている部分が、免疫細胞の訓練場となるパイエル板だ。

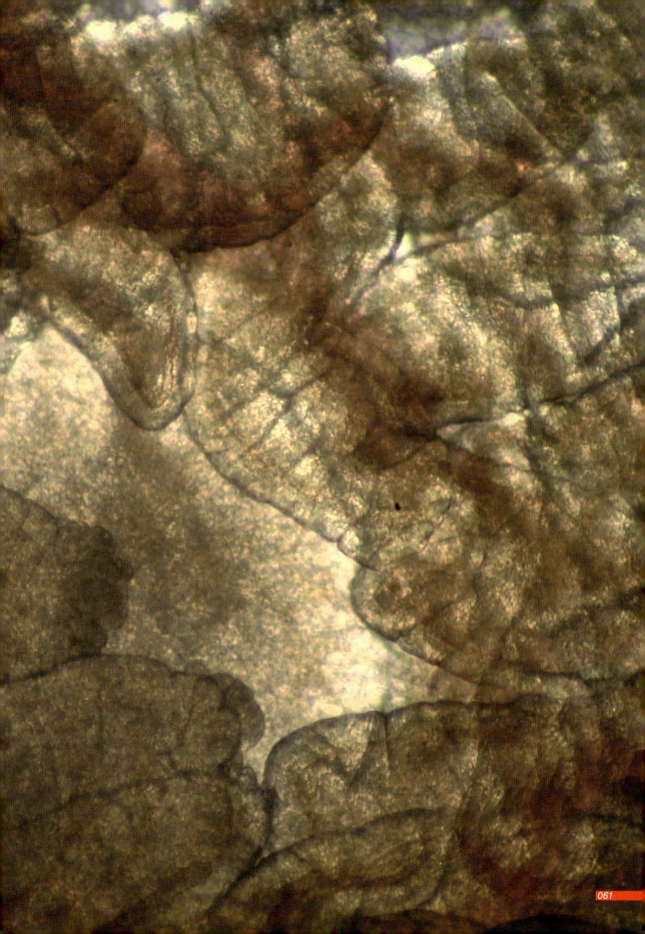

顕微鏡が捉えた免疫細胞の訓練場 2
パイエル板をクローズアップした画像。数えきれないほど寄り集まっている丸い粒の1つ1つが免疫細胞と考えられる。

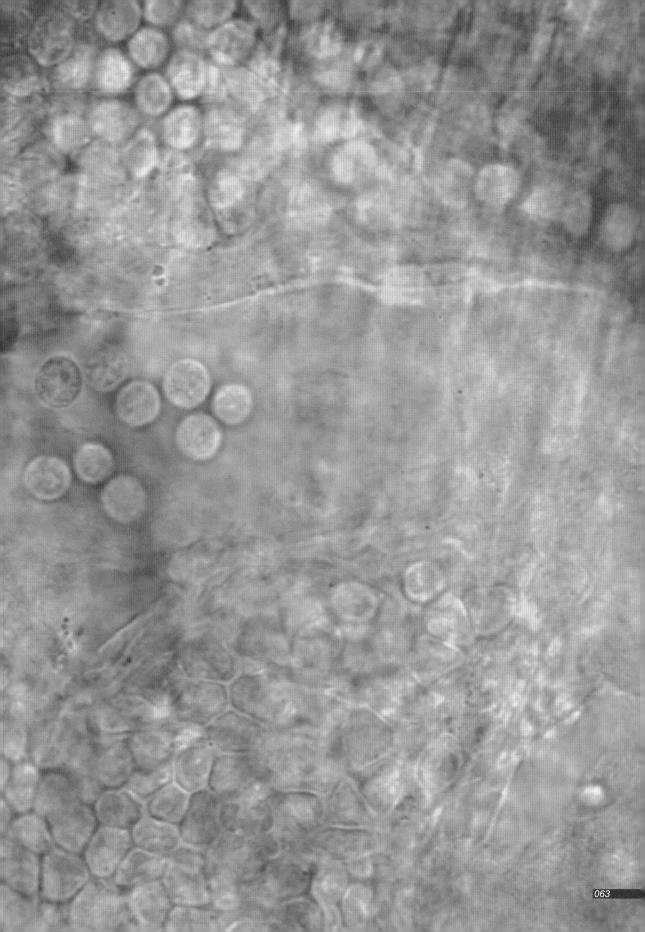

顕微鏡が捉えた免疫細胞の訓練場 3
パイエル板をクローズアップした画像。血管が見えている。訓練を終えた免疫細胞は、血液の流れに乗り、腸から全身に派遣されると考えられている。

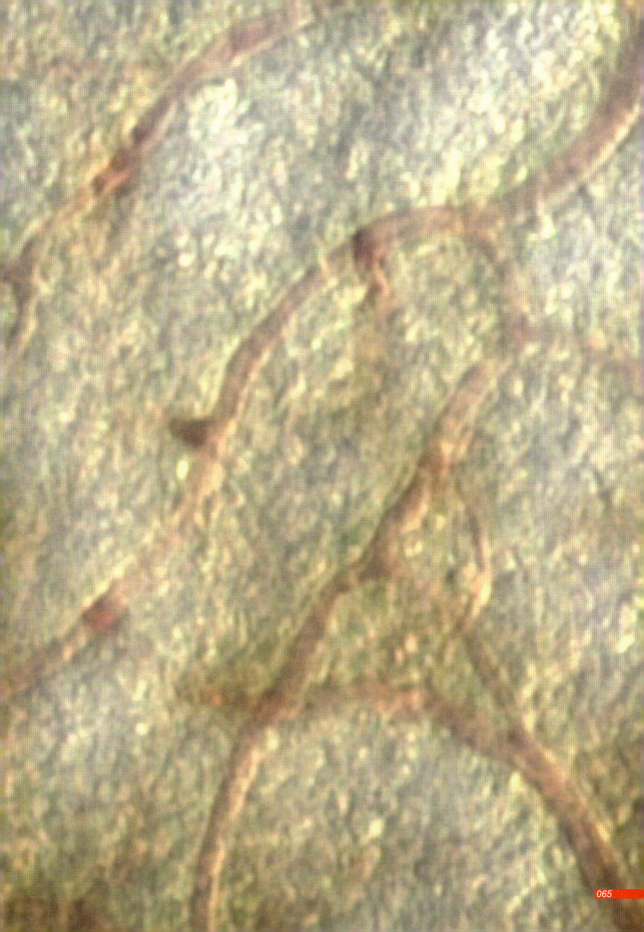

生体イメージングで映し出された免疫細胞（8K顕微鏡）

血液の流れに乗って全身へ運ばれる免疫細胞は、至るところで病原菌やウイルスと戦う「戦士」になる。

画像：自治医科大学　西村智博士

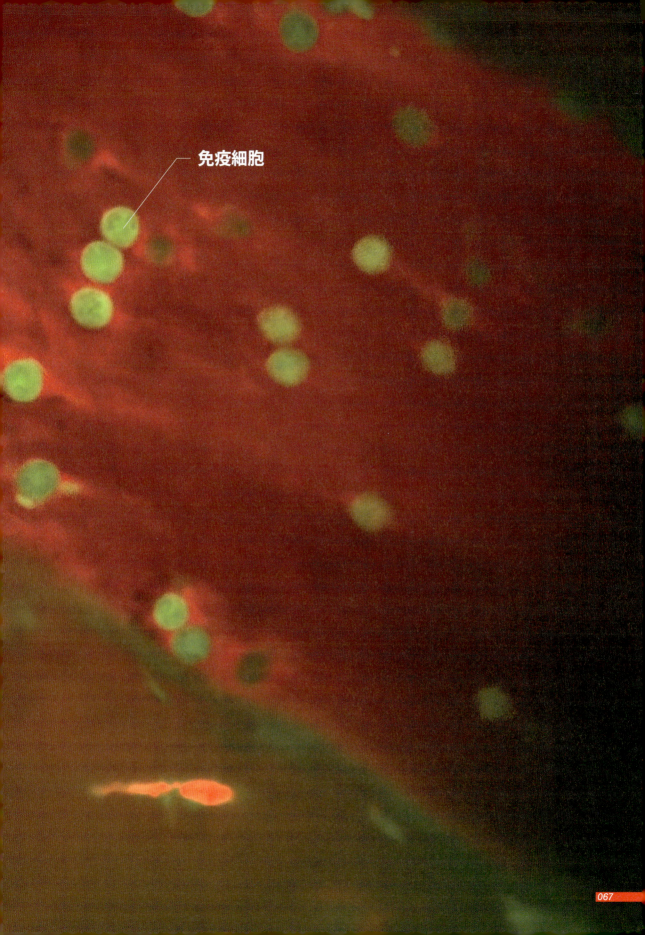

Part 3 腸内細菌の異常が招く"免疫の暴走"

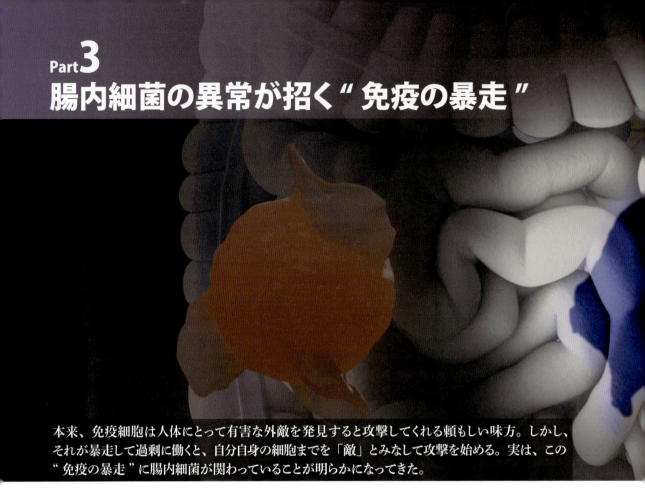

本来、免疫細胞は人体にとって有害な外敵を発見すると攻撃してくれる頼もしい味方。しかし、それが暴走して過剰に働くと、自分自身の細胞までを「敵」とみなして攻撃を始める。実は、この"免疫の暴走"に腸内細菌が関わっていることが明らかになってきた。

免疫の暴走に腸が関与!?

　免疫力は、体内に侵入しようとする病原菌やウイルスなどの外敵を攻撃し排除するという、人体にとって欠かせない能力だ。しかし一方で、厄介な問題もある。それが、免疫細胞が過剰に働くことで起こる"免疫の暴走"だ。

　本来、体を守るはずの免疫が暴走すると、花粉やダニ、ハウスダスト、食べ物、薬物などが体内に侵入してきたときに過剰に反応してアレルギー症状を引き起こしてしまう。また、自分自身の正常な細胞まで「敵」とみなして攻撃し、深刻な病気に進展することもある。

　実は、この免疫の暴走に、腸内細菌が関与している可能性が、最新研究によって明らかになってきた。免疫の暴走に、腸内細菌はどのように関わっているのだろうか——。

命に関わるほど重症のアレルギー

　イギリス・ノッティンガムの郊外に、まさに免疫の暴走に苦しめられている女性がいる。体操選手のナタシャ・コーツさん、22歳。小さい頃からオリンピック選手を目指して体操に打ち込み、数々の大会で活躍してきた。ところが4年前に突然、原因不明の病気を発症した。

　ナタシャさんは「友達と外出していたとき、少し気分が悪くなったと思ったら、体が震え出し、あっという間に息苦しくなりました。その後のことはあまり記憶がありません。意識が戻ったときは病院で、私は混乱状態でした」と、その症状に初めて見舞われた当時を振り返る。

　その日は原因が特定できず、1度だけの症状だろうということで帰宅したが、2日後に再び同じショック症状に襲われた。それ以降、深刻な

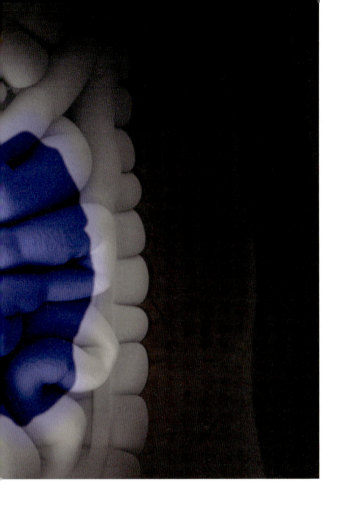

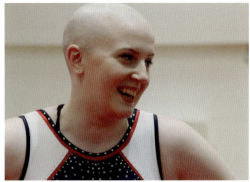

イギリス・ノッティンガムの郊外にある体育館で、体操の練習に打ち込むナタシャ・コーツさん。

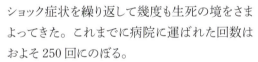

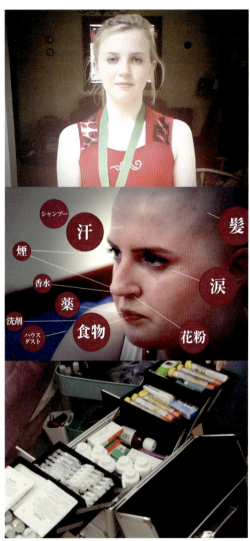

4年前に重いアレルギーを発症するまでは、普通の生活を送っていた。身の回りのさまざまなものに対して、激しいアレルギー反応を示してしまうため、毎日25錠もの薬をのんでいる。

ショック症状を繰り返して幾度も生死の境をさまよってきた。これまでに病院に運ばれた回数はおよそ250回にのぼる。

彼女を苦しめる病気は、「命に関わるほど重症のアレルギー」だ。

花粉や食べ物、薬物、香水、洗剤、煙、ハウスダストやシャンプーに始まり、自分の汗や涙、髪の毛に至るまで、身の回りのありとあらゆるものに対して、激しいアレルギー反応を示してしまうのだ。アレルギーによって髪の毛も抜けてしまった。

極度の食物アレルギーのため、ナタシャさんが安全に食べられるのはブロッコリーやジャガイモなど数種類に限られる。食べ物の制限は一度に起きたわけではなく、徐々に食べられない物が増えていったという。

例えば、それまでは平気で口にできていたピー

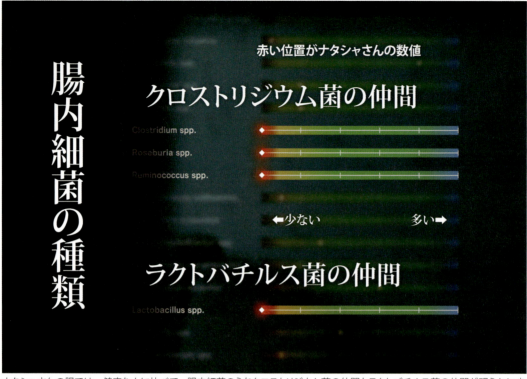

ナタシャさんの腸では、健康な人に比べて、腸内細菌のうちクロストリジウム菌の仲間とラクトバチルス菌の仲間が明らかに少なくなっていた。

ナッツバターのついたトーストが、ある日突然、アレルギー反応を起こして食べられなくなってしまったという具合だ。

こうした症状を引き起こしているのが、ナタシャさんの体で起きている免疫の暴走だ。ナタシャさんは、毎日25錠もの薬を服用しているが、アレルギー症状を完全に抑えることはできない。

「アレルギー反応でいつ命を落とすかもしれません。そんな恐怖と戦いながら暮らさなければならないのがつらいです」とナタシャさんは切実な表情で話す。

何が免疫の暴走を招いているのか――。

今回、専門家が行った、ある検査によって、ナタシャさんの腸に異変が起きていることが分かった。

検査したのはナタシャさんの便だ。便を調べることで、腸内細菌の種類や数を調べることができる。検査の結果から、ナタシャさんの腸では、健康な人に比べて、いくつかの腸内細菌が明らかに少なくなっていることが分かった。それが、「クロストリジウム菌」と「ラクトバチルス菌」という腸内細菌の仲間だ。

これは一体何を意味するのだろうか。

アレルギーと難病の奇妙な共通点

一方、日本でも免疫の暴走に苦しめられている人がいる。「多発性硬化症」という難病を患う尾崎麻由さんだ。

尾崎さんは4年前に突然、この病気を発症した。手足のしびれや震えが止まらず、徐々に歩くこともままならなくなったという。尾崎さんは「しびれは常にあります。夫に聞いたのですが、寝ている間も手が震えているらしいです」と語る。

多発性硬化症は、暴走した免疫細胞が脳の細胞を敵と勘違いして攻撃してしまう病気で、手足のしびれから始まり、症状が進行すると、失明したり、言葉を話せなくなったりする恐れもある。

驚くことに、多発性硬化症患者の腸でもまた、

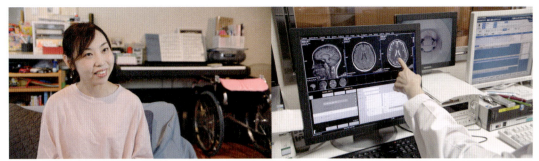

4年前に突然、多発性硬化症を発症した尾崎麻由さん。寝ている間も手足のしびれが常にあり、症状が進むと失明などの危険もある。この症状を引き起こす原因は脳にあった。

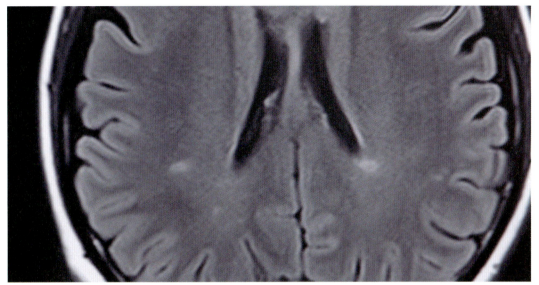

尾崎麻由さんの脳の MRI 画像。

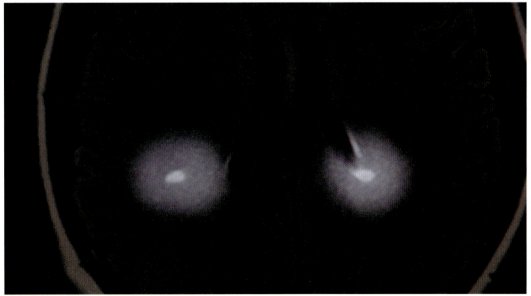

白く濁った部分で、神経の一部が破壊されている。暴走した免疫細胞が、脳の細胞を敵と勘違いして攻撃したと考えられる。

異変が起きていた。

そのことを突き止めたのは、免疫学者で多発性硬化症の専門医の国立精神・神経医療研究センター特任研究部長の山村 隆 博士だ。

山村博士が腸に注目したきっかけは、国内の多発性硬化症患者数の急速な増加にあった。難病患者やその家族、医療関係者に対して、必要な情報を提供し、支援している「難病情報センター」の発表によると、多発性硬化症は1974年の457件から年々増え続け、2014年には合計19,389件に達している。

山村博士は「急速に患者数が増加したのは、多発性硬化症には何らかの環境要因が関係しているからではないかと考えたのが始まりでした」と振り返る。

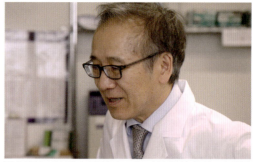

国立精神・神経医療研究センター特任研究部長の山村隆博士。多発性硬化症患者の腸で異変が起きていることを突き止めた。

便は腸内細菌のかたまり

近年、DNA解析をはじめとするさまざまな技術の進歩に伴って、便から腸内細菌の種類や数を網羅的に調べることができるようになった。

人の便の成分は、食事や体調によって変化するものの、およそ75～80%が水成分で、残りの20～25%が固形成分である。固形成分のうちのおよそ半分が腸内細菌で、残りが消化吸収されなかった食べ物のカスと、新陳代謝によって腸の壁から剥がれ落ちた粘膜だ。

便の中身はすべて食べ物のカスというイメージが強いかもしれないが、実際にはたくさんの腸内細菌で占められているのだ。1グラムあたりの便に含まれる腸内細菌の数は、おおよそ1兆個ともいわれる。

そのため、便を解析することで、腸内フローラの種類や数といった全体構成が分かり、さらには生活習慣や食生活などとの関連まで究明されようとしている。

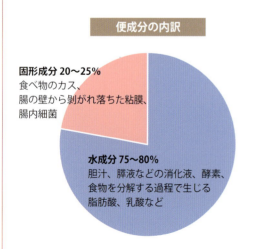

便成分の内訳

固形成分 20～25%
食べ物のカス、腸の壁から剥がれ落ちた粘膜、腸内細菌

水成分 75～80%
胆汁、膵液などの消化液、酵素、食物を分解する過程で生じる脂肪酸、乳酸など

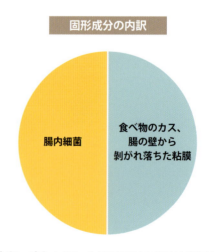

固形成分の内訳

腸内細菌

食べ物のカス、腸の壁から剥がれ落ちた粘膜

理化学研究所 統合生命医科学研究センター 粘膜システム研究グループ グループディレクターの大野博司博士への取材と論文より作成

暴走する免疫細胞（顕微鏡）

免疫細胞が、激しく動き回りながら、メッセージ物質（赤い粉のように見える部分）を盛んに放出し続けている。画像：東京大学 白崎善隆 JSTさきがけ研究員／理化学研究所 茂呂和世 チームリーダー

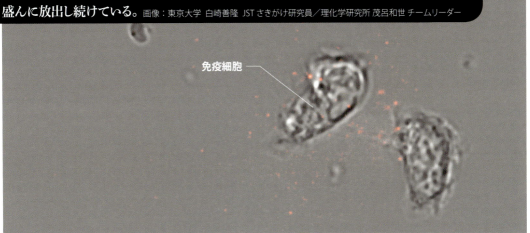

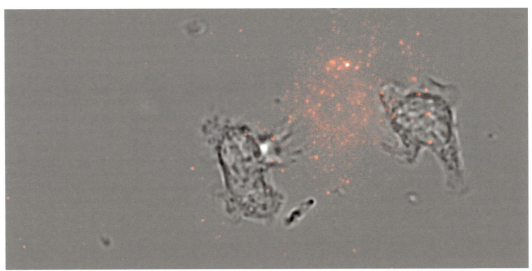

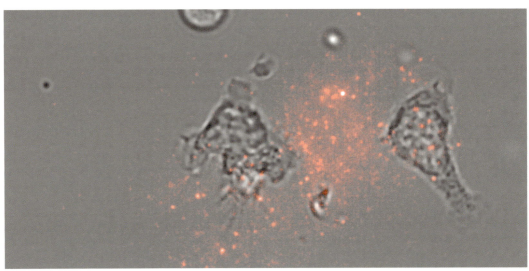

暴走する免疫細胞（顕微鏡）

暴走しているこの免疫細胞は「ILC2」と呼ばれている。ILC2は寄生虫が体に侵入してきたときに、「インターロイキン5」（画像中の赤い物質）という物質を放出し、仲間の免疫細胞を呼び寄せたり、その活動を高めたりする。しかし、何らかの原因でILC2が暴走すると、インターロイキン5を過剰に放出し、仲間の免疫細胞を異常に興奮させ、敵ではないものまで攻撃させてしまう。その際、アレルギー症状が引き起こされる。

画像：東京大学 白崎善隆 JSTさきがけ研究員／理化学研究所 茂呂和世 チームリーダー

さらに、山村博士は外来診療で多発性硬化症患者と接する中で、留学や仕事などで海外生活をしていた人が、その滞在期間中に発症していることが多いのに気がつき、「生活習慣、特に食生活と腸内細菌が関係していて、それが免疫の病気に影響しているのではないかと思ったのです」と話す。

山村博士が多発性硬化症患者の便を検査して詳しく解析したところ、やはり、ある特定の種類の腸内細菌が少なくなっていることが分かった。その腸内細菌とは、「クロストリジウム菌」と「バクテロイデス菌」という種類の仲間だ。

免疫の暴走が引き起こすアレルギーと多発性硬化症という2つの病気。そのどちらでも、特

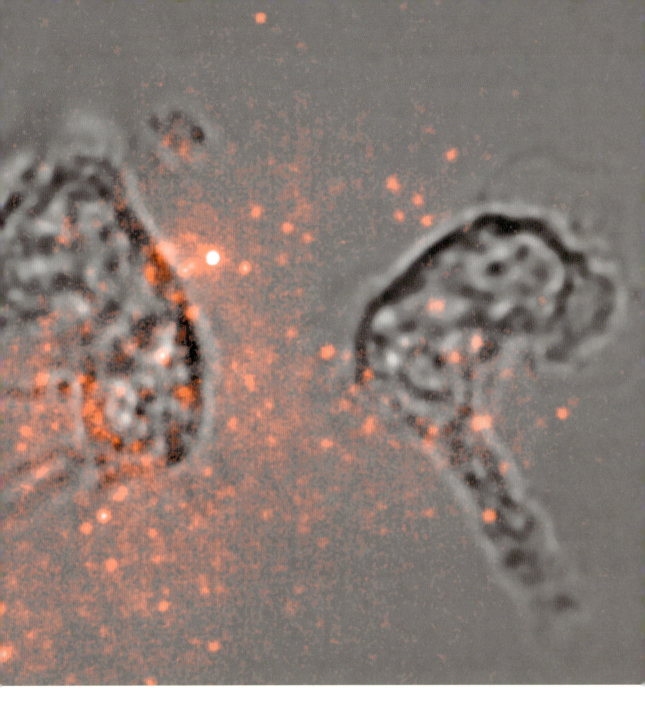

定の腸内細菌の減少が確認されたのだ。

腸内細菌によって健康が左右される

　人の腸に住み着いている腸内細菌の総数は、100兆個にも及ぶといわれる。人体を構成する細胞の数が、およそ数十兆個といわれているので、それよりはるかに多い腸内細菌は、私たちの健康に大きな影響を与えていると考えられる。

　さまざまな種類がいる腸内細菌の中でも、人の体に有益に働く代表的なものの1つが「ビフィズス菌」だ。発酵食品などに含まれ、腸内環境を整える善玉菌として知られている。また、いま大いに注目されているのが「バクテロイデス菌」だ。この腸内細菌の一種には、なんと脂

肪の吸収を抑えて、肥満を防ぐ働きがあると考えられている。

一方、免疫の暴走が起きていたナターシャさんや尾崎さんのような病気を抱えている人の腸内で、共通して少なくなっていたのが「クロストリジウム菌」だ。

クロストリジウム菌は、現在までにおよそ100種類以上が見つかっており、なかには病気の原因となる悪玉菌もいると考えられるが、最新の研究によって、免疫を制御する重要な役割を担う種類もいることが明らかになり始めた。

つまり、クロストリジウム菌の仲間の中の、ある特定の種類が少なくなることで、重症のアレルギーや多発性硬化症が引き起こされた可能性があるのだ。

免疫の暴走を抑えるブレーキ役

腸の中でクロストリジウム菌が少なくなると、なぜ免疫の暴走が起きてしまうのか——。

免疫研究の世界的権威として知られる、大阪大学免疫学フロンティア研究センター教授の坂口志文博士は、クロストリジウム菌と関係する、ある免疫細胞が、その謎を解く手掛かりになることを発見した。外敵を攻撃するのが仕事と思われていた免疫細胞の中に、なんと、免疫細胞の暴走を止める役割を持つ、特別な免疫細胞がいることを突き止めたのだ。従来の常識を覆すこの免疫細胞は、「Tレグ（制御性T細胞）」と名づけられた。免疫システムに"攻撃を止める細胞"が存在するという、驚きの発見によって、坂口博士は2014年、医学に対して大きな貢献をした研究者に贈られる、「ガードナー国際賞」を受賞した。免疫細胞の中には、「攻撃役」だけでなく、いわば「ブレーキ役」も存在していたのだ。

腸内細菌が届けるメッセージ物質

最新研究によって、この免疫のブレーキ役であるTレグが、実は私たちの腸で生み出されて

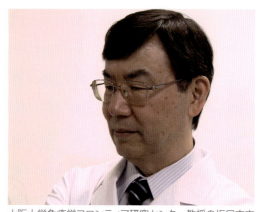

大阪大学免疫学フロンティア研究センター教授の坂口志文博士。従来の免疫細胞とは全く違う役割を持つ免疫細胞・Tレグ（制御性T細胞）を発見した。

いることが明らかになってきた。しかも、免疫の暴走と関係していた、あのクロストリジウム菌の働きがカギを握っているという。

腸の中に住み着いている数多くの腸内細菌には、腸にやってきた食べ物のかけらを分解し、体に有用なさまざまな物質につくり変えるという役割もある。

クロストリジウム菌もまた、食べ物のかけらに取りつくと、それを分解して、「酪酸」と呼ばれるメッセージ物質を盛んに放出する。これは、"司令官"役の免疫細胞（T細胞）に「落ちついて！」というメッセージを伝える役割を担っている。"司令官"役の免疫細胞がクロストリジウム菌からのメッセージを受け取ると、次々にTレグへと変身（分化）するのだ。免疫の暴走を抑えるブレーキ役・Tレグの誕生である。

人体にとって異物であるはずの腸内細菌が、私たちの免疫細胞に「落ちついて！」と語りかけているなどとは、従来の医学では想像もつかないことだった。

腸内細菌の研究がもたらすもの

腸内細菌がつくり出す酪酸が、免疫の暴走を抑えるTレグという重要な免疫細胞を増やすことを突き止めたのは、理化学研究所統合生命医科学研究センターの大野博司博士を中心と

Tレグ（制御性T細胞）

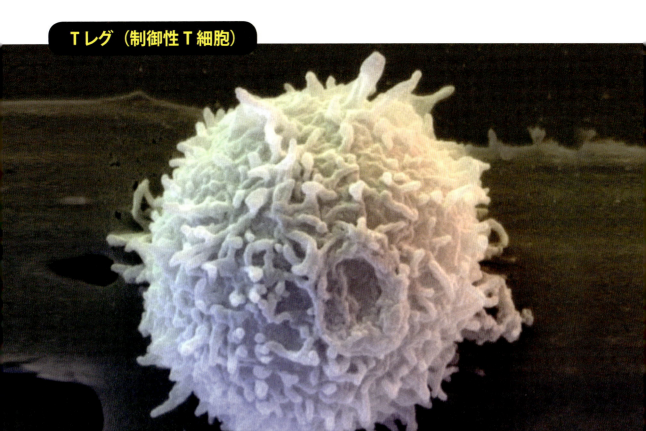

免疫の暴走を抑える働きを持つTレグの発見は、医学の常識を覆すものだった。

する粘膜システム研究グループだ。

以前から、ある種のクロストリジウム菌にTレグを増やす働きがあることは分かっていたが、その詳しいメカニズムは不明だった。そこで、大野博士らが注目したのは、クロストリジウム菌の仲間がつくり出す多種多様な物質だった。それらの物質の中でどの物質がTレグを増加させているのかを網羅的に調べた結果、絞り込まれたのが酪酸だった。

大野博士は「腸内細菌がつくる酪酸が、栄養学的に重要であることは20〜30年前から示されていました。しかし、実はそれが、腸内細菌が出すメッセージ物質として、免疫にも大きな影響を及ぼすことが分かって、とても驚きました」と語る。

そして、「今後、アレルギーや免疫の病気だけでなく、糖尿病や動脈硬化、リウマチといったさまざまな病気が、腸内細菌と関わっていることが分かってくるかもしれません。そうすれば、治療や予防の選択肢が増えるでしょう。腸内細菌の研究は、医学が大きく変わるきっかけになると考えています」と、腸内細菌の働きのさらなる解明に期待を寄せる。

全身の免疫力をコントロールする腸

腸で生まれたTレグは、腸で訓練された免疫細胞と同じように、血液に乗って全身に広がっていく。そして、たどり着いた先で暴走している免疫細胞を発見すると、その異常な興奮を鎮め、暴走を抑えると考えられるのだ。

全身の免疫本部である腸は、免疫力を高めるだけでなく、ブレーキ役の免疫細胞も生み出していた。そうして、全身の免疫力をコントロールする役割まで担っていたのだ。

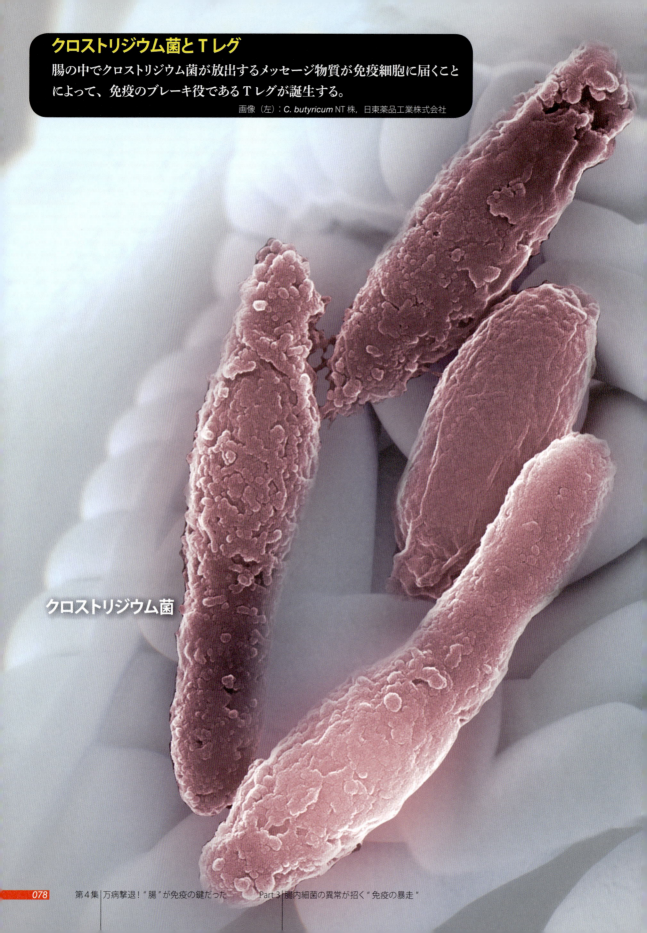

クロストリジウム菌とTレグ

腸の中でクロストリジウム菌が放出するメッセージ物質が免疫細胞に届くことによって、免疫のブレーキ役であるTレグが誕生する。

画像（左）：*C. butyricum* NT株，日東薬品工業株式会社

クロストリジウム菌

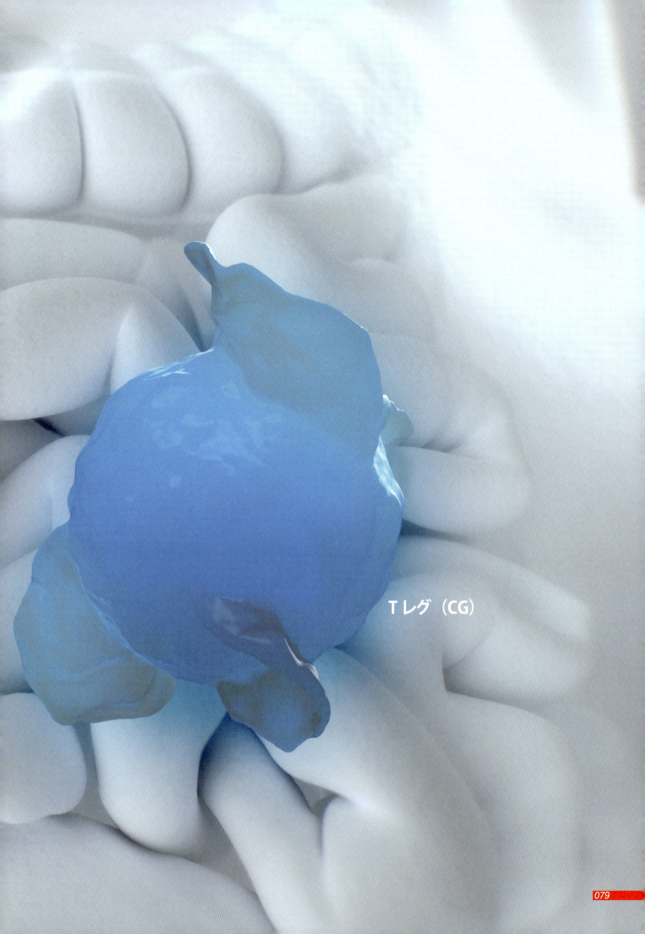
Tレグ（CG）

免疫の暴走を抑えるTレグ1 (CG)

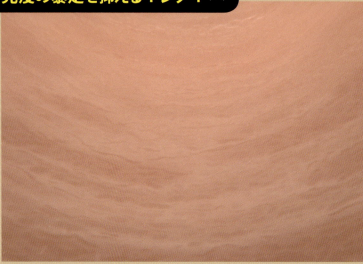

1.
腸の管の中。表面を覆う粘液層に入っていくと——。

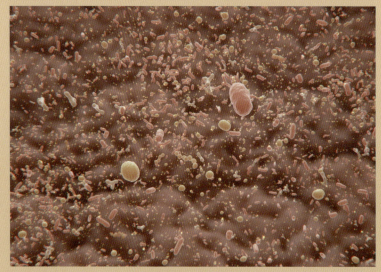

2.
腸が従えるたくさんの腸内細菌たちが漂っている。

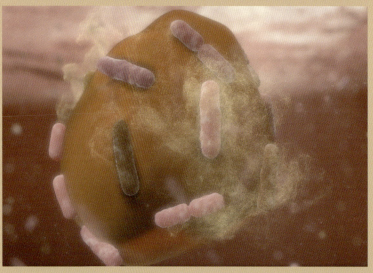

3.
食べ物のかけらにかじりついているクロストリジウム菌が、盛んに何かを出している。

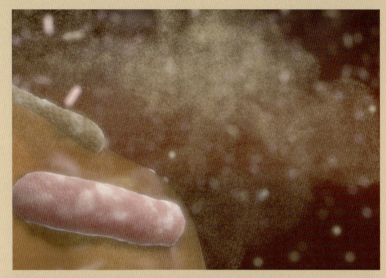

4.
クロストリジウム菌からは、あるメッセージを伝えるための物質（酪酸）が放出されていた。

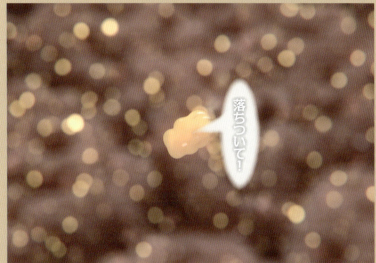

5.
そのメッセージは「落ちついて!」というもの。

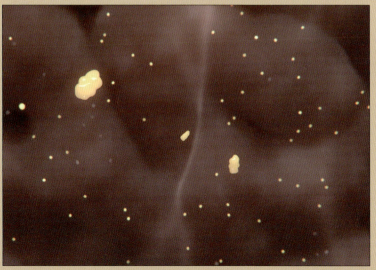

6.
放出されたメッセージ物質は腸の壁の中に入っていく。

免疫の暴走を抑えるTレグ 2 (CG)

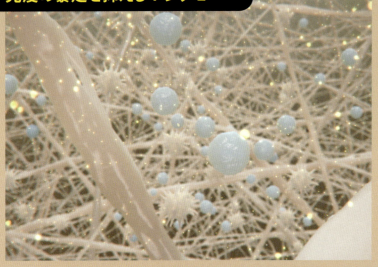

7.
腸の壁の内側には、丸い形をした細胞がいくつも見える。

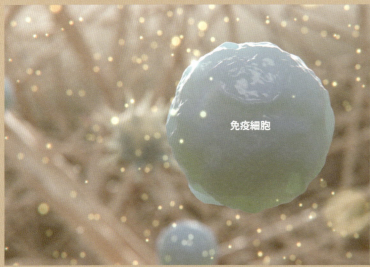

8.
この細胞が、腸を守る免疫細胞だ。

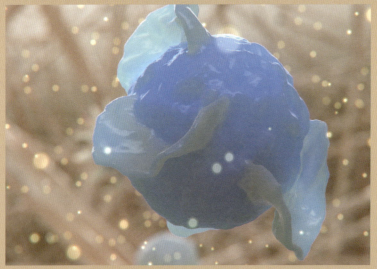

9.
丸い形をした免疫細胞（T細胞）が、メッセージ物質を受け取ると、羽が生えたような姿に変身（分化）した。

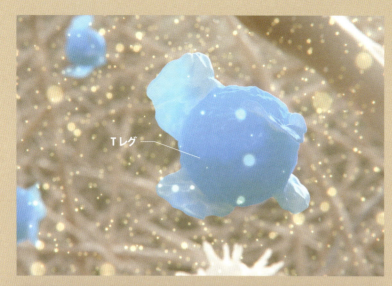

10.
免疫のブレーキ役であるＴレグ（制御性Ｔ細胞）の誕生だ。

Ｔレグ

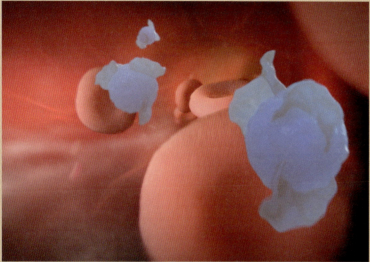

11.
やがて、血管に移動したＴレグは──。

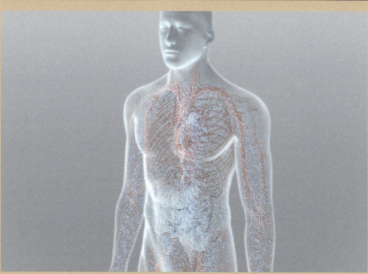

12.
血液の流れに乗って全身に広がっていく。

免疫の暴走を抑えるTレグ3 (CG)

13. Tレグが向かう先に待ち受けるのは――。

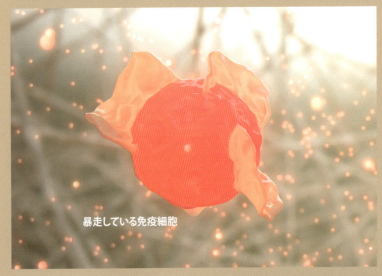

14. 過剰に興奮し、暴走している免疫細胞だ。

暴走している免疫細胞

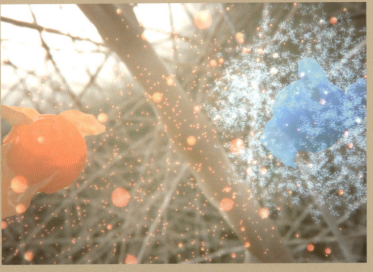

15. 暴走している免疫細胞に向かって、Tレグが興奮を鎮めるメッセージ物質を放出。

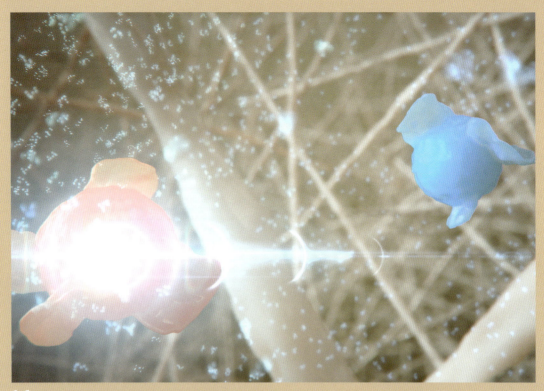

16. 暴走していた免疫細胞の異常な興奮が鎮まる。

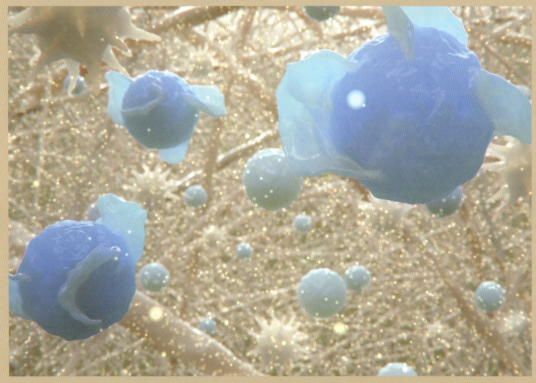

17. このようにしてTレグは、全身の各所で免疫のブレーキ役として働いている。

ビフィズス菌の一種（顕微鏡）

代表的な腸内細菌の一種で、善玉菌として腸内の環境を整える働きがある。腸内のビフィズス菌の数は、乳児の頃が最も多く、加齢とともに減っていく。

画像：ヤクルト本社

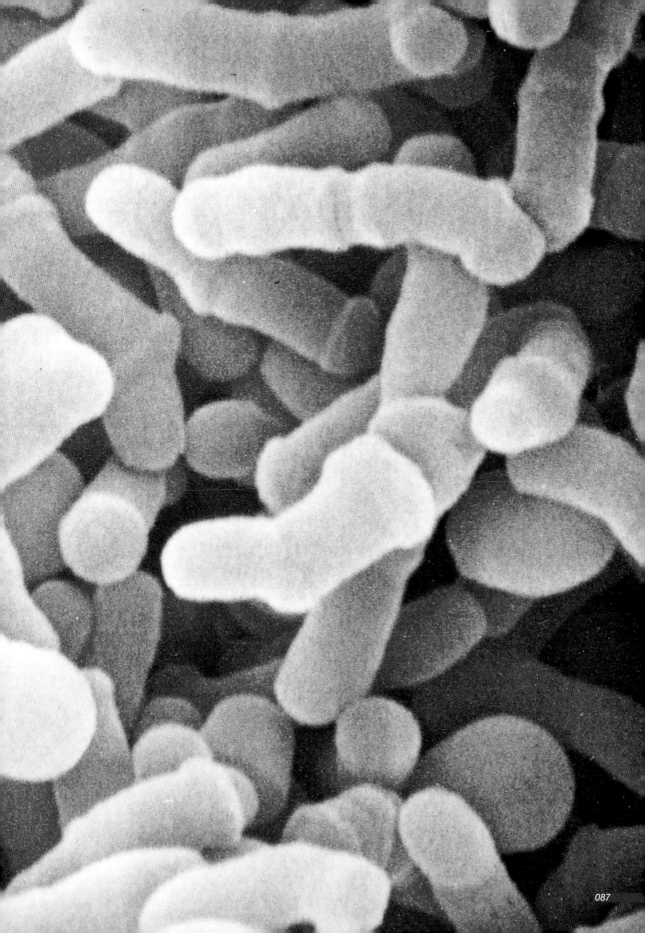

バクテロイデス菌の一種（顕微鏡）

バクテロイデス菌には多くの仲間がいるが、その中の一種には脂肪の吸収を抑えて、肥満を防ぐ働きがあると考えられている。

画像：ヤクルト本社

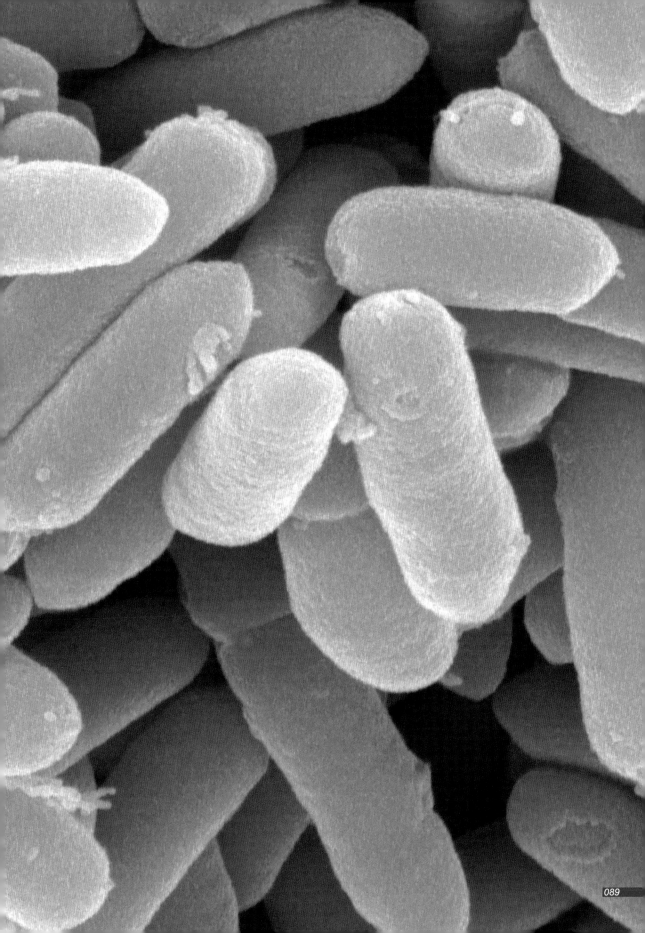

クロストリジウム菌の一種 (顕微鏡)

重症のアレルギーと多発性硬化症、異なる2つの病気に共通して減少していた腸内細菌。クロストリジウム菌だけでおよそ100種類もあり、ある種類のクロストリジウム菌には、免疫細胞の暴走と深い関わりがあることが分かってきた。

画像：C. butyricum NT 株, 日東薬品工業株式会社

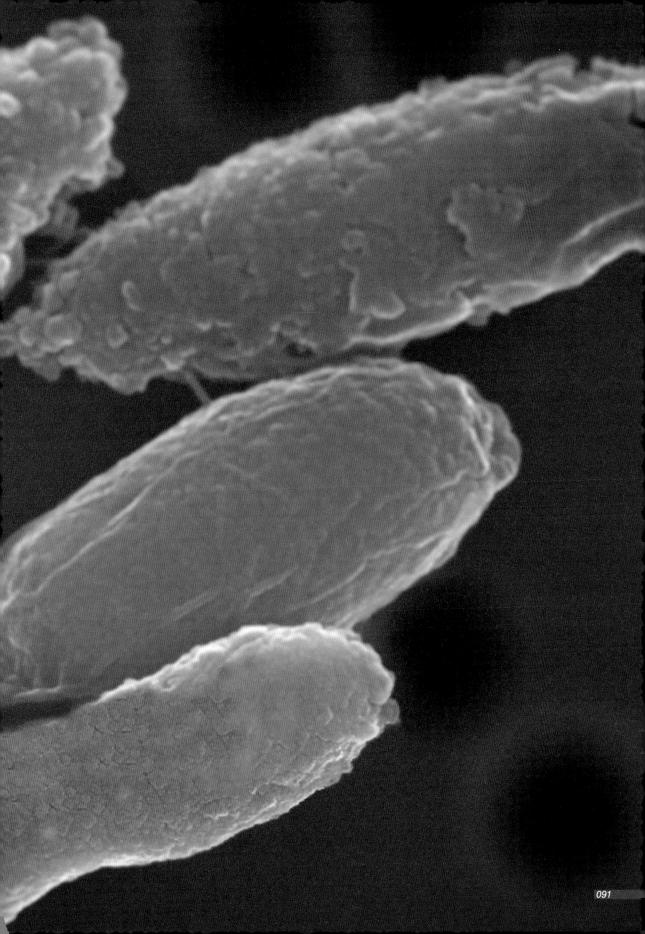

動物と腸内細菌の共生

動物が健康に生きていくために、腸内細菌はなくてはならない存在だ。腸内細菌とともに生き、ともに進化を遂げてきたともいえる。では、人の場合、いまに至る腸内細菌との共生関係は、いつ頃から始まったのか？

腸内細菌のおかげで生き延びた動物たち

多くの動物は、多種多様な腸内細菌を体内に住み着かせ、互いに助け合いながら共生している。腸内細菌にとってのメリットは、住みかとエサ（栄養源）が提供されること。一方、動物のほうは、腸内細菌がもたらす栄養素の分解や合成、免疫力のアップ、感染症の予防といった有益な作用を、生命や健康の維持に役立てている。

例えば、竹や笹を主食とする草食動物のジャイアントパンダ（以下パンダ）だ。

動物の腸の長さを比較すると、肉食動物のライオンでは体長の約3.9倍であるのに対し、草食動物のヒツジは体長の約27倍にも及ぶ。肉食動物に比べて草食動物の腸が長いのは、食料である草の栄養分が少ないため、時間をかけて吸収し、栄養分の取り残しを防ぐためだ。しかし、これに当てはまらない動物もいる。それがパンダだ。パンダの腸の長さは体長の約4～6倍しかない。これは草食動物としては短く、クマと同程度であることから、パンダはもともと肉食動物であったと考えられている。

竹を食べたとしても、食物繊維を分解できなければ栄養分を吸収することはできない。ところが遺伝子解析の結果、パンダ自体には食物繊維を分解する能力が備わっていないことが分かっている。実は、中国の研究によりパンダの腸内には、竹を分解することができる、独特の腸内細菌が住んでいることが明らかになった。何らかの理由でこうした細菌がパンダの腸内に入り込み、共生関係を築くことで、竹が食べられるようになったと考えられているのだ。

パンダが、竹や笹を食べるようになった理由として、氷期の到来によって食料不足となり身近にあった寒さに強い竹を食料にした、という説や、他の肉食動物とエサが競合しないようにするため、という説などがある。パンダは腸内細菌の助けを借りることで生き延びてきたのかもしれない。

しかし、こうした特別な腸内細菌はどうやって受け継がれるのだろうか。それを教えてくれるのが、コアラだ。コアラが主食とするユーカリの葉には消化を妨げるタンニンが多量に含まれるため、他の動物はほとんど食べられない。ところが、コアラはタンニンを分解する酵素をつくり出す細菌を腸に住まわせている。その腸内細菌が、消化を助けてくれているのだ。

驚くべきことに、コアラの母親は子育ての時期に限って、この腸内細菌を含む特別な便をつくり、赤ちゃんコアラに離乳食として与える。それを食べることで、赤ちゃんコアラにもユーカリの葉を消化するのに必要な腸内細菌が住み着くようになる。こうして母親から子どもへ、必要な腸内細菌が代々受け継がれていくのだ。

人と類人猿の腸内細菌の分岐

人の場合、いまに至る腸内細菌との共生関係は、いつから始まったのだろうか。その起源に迫った研究がある。

アメリカ・カリフォルニア大学のアンドリュー・モエラー博士とテキサス大学のハワード・オクマン博士の研究グループは、人、チンパンジー、ボノボ、ゴリラから採取した便を分析し、人類の進化と腸内細菌の関係性を調べた。ちなみに、進化の過程で人の祖先はまずゴリラの祖先と分岐し、続いてチンパンジーやボノボの祖先と分岐した。チンパンジーとボノボはその後に分岐したとされている。

分析の結果、人、チンパンジー、ボノボ、ゴリラの腸内細菌の種類にはそれぞれ固有のパターン

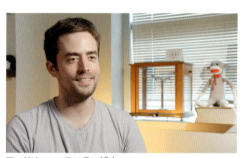

アンドリュー・モエラー博士

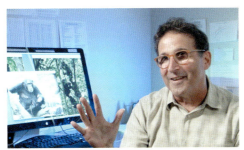

ハワード・オクマン博士

があり、それぞれの種が分岐したときから、ほぼ変わっていないということが分かった。そして、それぞれの進化とともに、腸内細菌も特有の進化を遂げていた。

モエラー博士は「現代の人の腸内細菌は、少なくとも1,500万年以上前から世代を超えて受け継がれたものであると考えられます。生活環境や食習慣以前に、進化の歴史に沿って既に決定づけられていたなんて、本当に驚きました」と語る。

人では腸内細菌が減っている

モエラー博士とオクマン博士の研究グループが、野生の類人猿（チンパンジー、ボノボ、ゴリラ）と、さまざまな環境に住む人の便を採取して分析したところ、さらに興味深い結果が得られている。

野生の類人猿の腸内細菌の平均が約85属であったのに対し、人ではライフスタイルにより、腸内細菌の数が大きく異なることが分かったのだ。アマゾン熱帯雨林に住む、極めて原始的な生活を送るベネズエラの人々は約70属。アフリカ・マラウイで農業を営む人々が約60属。そして、アメリカの都市部で現代的な生活を送る人々が約55属となっており、生活が現代的になるにつれ、腸内細菌の数が少なくなっていたのだ。（「属」とは、似ている複数の「種」をまとめた分類単位のこと）。

モエラー博士は「都会のライフスタイルが、古代から受け継がれてきた腸内細菌を失わせている可能性があります」と説明する。

その原因として、オクマン博士は「抗生物質の過剰な使用、食習慣や衛生環境の変化などが考えられます」としたうえで、こう続ける。「しかし、抗生物質自体は多くの命を救ってきましたし、人がこれほど長生きするようになったのは、そうしたさまざまな変化のおかげともいえます。共生する腸内細菌の種類が減ったことが、必ずしも人にとって長期的な弊害をもたらすとは限りません。大切なのは、私たちにとって有益な腸内細菌をできるだけ保持するように努めることです」

哺乳類に限らず、魚類、爬虫類、鳥類、昆虫など、多くの動物たちとの間で築かれてきた腸内細菌との共生。いま、世界中の研究者がさまざまな腸内細菌の役割を突き止めようと、競うように研究に取り組んでいる。腸内細菌の中には、名前すらついていないものも存在するなど、まだまだ解明されていないことは多い。それらが明らかになってくれば、人と腸内細菌はこれまで以上に助け合うことができるだろう。

主な参考資料
岩堀修明『図解 内臓の進化―形と機能に刻まれた激動の歴史』（講談社）
上野川修一『からだの中の外界 腸のふしぎ』（講談社）

人と類人猿の分岐時期

共通祖先からの進化の過程で、人の祖先はまずゴリラの祖先と分岐し、その後にチンパンジーやボノボの祖先と分岐した。分岐後のそれぞれの進化とともに、腸内細菌の構成も独自のパターンに進化させてきたと考えられる。

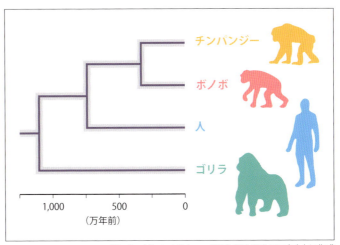

Moeller AH, et al: Science. 2016; 353: 380-382 をもとに作成

Part 4
腸での会話の理解が医療を変える

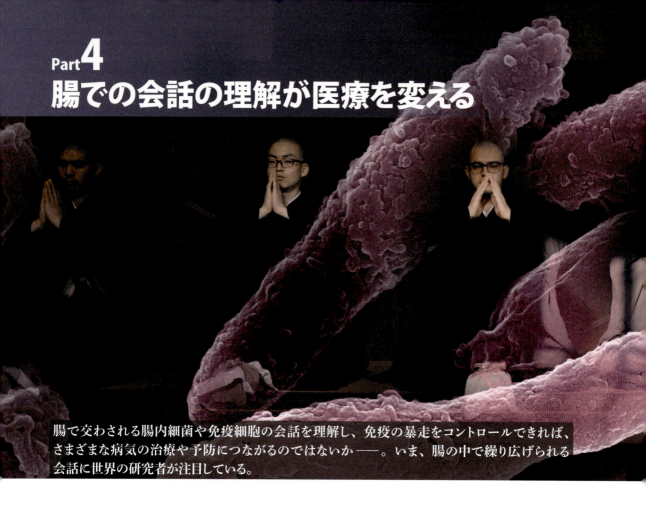

腸で交わされる腸内細菌や免疫細胞の会話を理解し、免疫の暴走をコントロールできれば、さまざまな病気の治療や予防につながるのではないか——。いま、腸の中で繰り広げられる会話に世界の研究者が注目している。

アレルギー症状改善のヒント

　暴走している免疫細胞のブレーキ役を果たすTレグ。そのTレグを生み出すために、重要な役割を果たしていたのは、クロストリジウム菌が出すメッセージ物質だった。

　では、腸内のクロストリジウム菌をどのようにして増やしたらよいのか——。その解決のヒントが思いがけない場所からもたらされた。

　その場所とは、神奈川県にある曹洞宗大本山・總持寺だ。厳しい修行で知られ、700年の伝統を持つこの寺では、20歳前後の若い僧侶たちおよそ170人が100日禁足という修行に励んでいる。修行は日の出前に起床して、朝の坐禅から始まる。その後、広い境内の清掃や法要、仏教の教えなどを学び、己と向き合う。質素な精進料理以外は、間食もいっさい許されないという厳しい修行を100日間、休みなく行うのだ。

　この修行生活を送る若い僧侶たちに、アレルギー症状が改善したという人が続出しているという。ある僧侶は「花粉症だったのですが、こちらに来てからは、ほとんど症状が出ることもなく

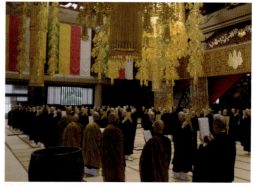

神奈川県にある曹洞宗大本山・總持寺。修行生活を送る若い僧侶たちに、アレルギー症状が改善したという人が相次いでいる。

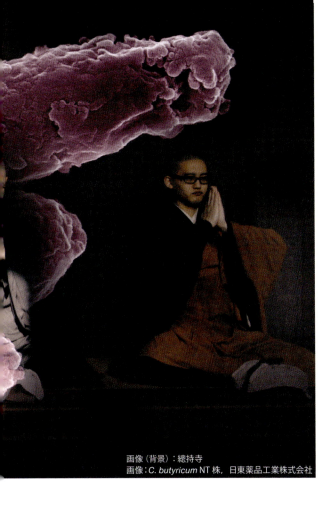

画像（背景）：總持寺
画像：*C. butyricum* NT 株，日東薬品工業株式会社

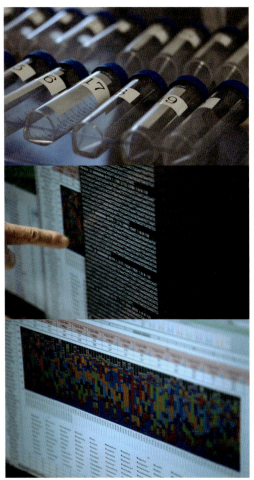

修行僧たちの便に生息する腸内細菌を詳しく検査したところ、クロストリジウム菌がしっかり存在していることが確認された。

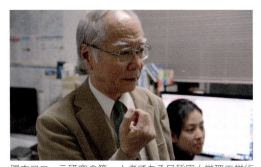

腸内フローラ研究の第一人者である早稲田大学理工学術院教授の服部正平博士。人の腸内細菌が、国ごとに異なることを明らかにした。

過ごせています」と語り、また別の僧侶は「私はアトピーを持っているのですが、修行を始めてからは、あまりかゆみが気にならなくなりました」と話す。

　修行僧たちの体内で、一体何が起きているのだろうか——。

　今回、20人の修行僧から便を採取し、そこから彼らの腸に生息する腸内細菌を詳しく調べてみた。解析を行ったのは腸内フローラ研究の第一人者、早稲田大学理工学術院教授の服部正平博士だ。

　その結果、修行僧たちの腸の中には、あのクロストリジウム菌が、しっかりと住み着いていることが分かった。

　修行生活の中に、何かクロストリジウム菌にとってよいことがあるのではないか——。

　服部博士が注目したのは、修行僧が毎日食べている精進料理だった。食材にたっぷりと含まれる「食物繊維」がカギを握っているというのだ。

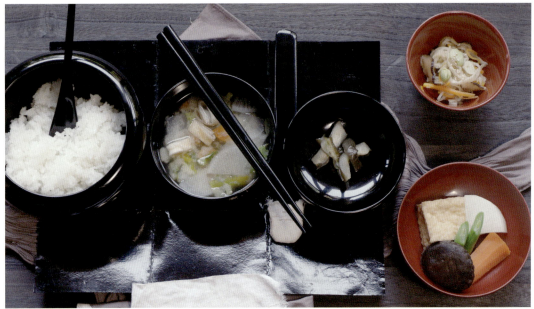

總持寺の修行僧が毎日食べている精進料理。1日の食事に20gの食物繊維が含まれている。日本人の食物繊維の平均摂取量は1日およそ14g（平成28年国民健康・栄養調査）。

食物繊維の意外な働き

　実は最新研究で、食物繊維の意外な働きが突き止められた。Part 3 で酪酸というメッセージ物質が、免疫の暴走を抑えるＴレグを増やすことを明らかにした大野博司博士らの研究だ。

　大野博士らの研究チームは、腸内にクロストリジウム菌がたくさんいるマウスを2つのグループに分け、一方のグループには食物繊維たっぷりのエサを、もう一方のグループには食物繊維が少ないエサを与え続けた。すると、食物繊維たっぷりのエサを与えたマウスの腸内では、食物繊維の少ないエサを与えたマウスよりも、あの免疫のブレーキ役であるＴレグがおよそ2倍も増加することが分かった。つまり、食物繊維を多く摂るほど、クロストリジウム菌は盛んに酪

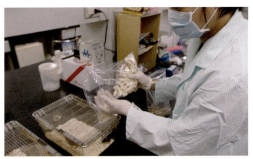

腸内にクロストリジウム菌が豊富にいるマウスに、食物繊維の多いエサ、または食物繊維の少ないエサを与えて飼育する、理化学研究所粘膜システム研究グループ。

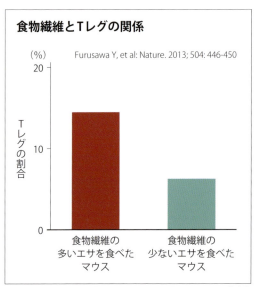

食物繊維をたくさん食べたマウスの腸内では、Ｔレグが多く生み出された。

酸を放出し、それによって腸内でＴレグが豊富に生み出されていたというわけだ。

大野博士は「これはマウスを使った実験ですが、人でも食物繊維が不足すれば、Ｔレグが不十分になる可能性はあると考えられます。肉ばかり食べて野菜をほとんど食べないという人は、食物繊維を意識した食事を心掛ける必要があります」と注意を促す。

日本人に備わった「腸のパワー」とは？

この食物繊維——。日本人とは深いつながりがある。日本人は、古くは縄文時代の頃から、ふんだんに採れたキノコや木の実などから多くの食物繊維を摂っていたと考えられる。その後も穀物や根菜、海藻類など、日本の食材は、食物繊維をたっぷりと含むものが多い。そのため、長い年月の間に、日本人の腸内にはクロストリジウム菌など食物繊維を好む腸内細菌が多く住み着くようになったと考えられている。

服部博士の最新研究から、そんな日本人の腸内細菌が「優れたパワー」を持っていることが明らかになった。調べたのは、腸内細菌が「免疫力をコントロールする物質（短鎖脂肪酸）」を出す能力だ。

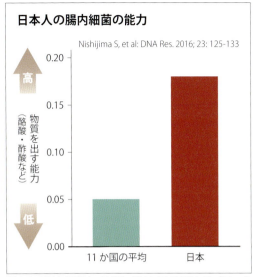

日本人の腸内細菌の能力

Nishijima S, et al: DNA Res. 2016; 23: 125-133

日本人の腸内細菌は、欧米など11か国の平均に比べて、食物繊維を食べて酪酸や酢酸といった物質を出す能力がおよそ3倍以上高い。

日本を含む世界12か国の健康な人たちの腸内細菌の比較解析を行ったところ、欧米など11か国（アメリカ、デンマーク、スペイン、フランス、スウェーデン、オーストリア、ロシア、ペルー、マラウイ、ベネズエラ、中国）の平均と比べて、日本人の腸内細菌は、酪酸や酢酸といった短鎖脂肪酸を出す能力がおよそ3倍以上高いことが分かった。つまり、日本人の腸内細菌は、

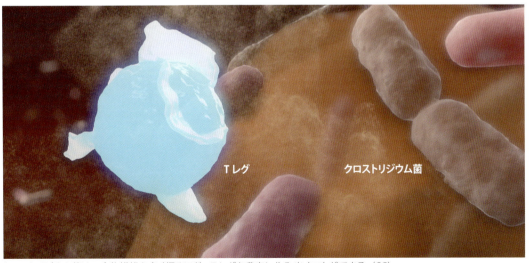

クロストリジウム菌は、食物繊維を多く摂るほど、Ｔレグを豊富に生み出すことができる（CG）。

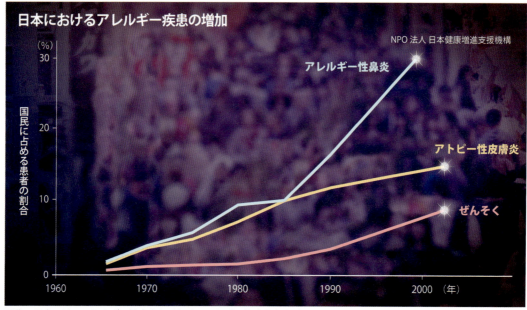

現代の日本では、アレルギー性鼻炎をはじめ、アトピー性皮膚炎やぜんそくなど、免疫の暴走による病気が増えている。

　食物繊維を食べることによって、免疫力をコントロールする物質をつくり出す能力が、群を抜いて高いといえる。

　興味深いことに、日本人のおよそ90％が海藻類を消化することのできる腸内細菌を備えているのに対して、他の11か国の人で備わっているのは15％以下に過ぎないことも見出された。これは、日本人が海に囲まれた土地で暮らし、昔から他国に比べて海藻をたくさん食べる習慣のあったことで、徐々に海藻を消化する腸内細菌とも共生するようになり、それが代々受け継がれてきたからではないかと考えられている。

　つまり日本人には、食物繊維を食べることで、鉄壁の免疫力を生み出すことができる「腸のパワー」が備わっていたのだ。

　ところが、現代の日本では、アレルギー性鼻炎をはじめ、アトピー性皮膚炎やぜんそくなど、免疫の暴走によって引き起こされる病気の患者が増え続けている。

　腸の中で長い時間をかけて育まれてきた、腸内細菌と免疫細胞との関係——。

　それが、この数十年での急速な食生活の欧米化によって、乱されているのではないかと考えられ始めている。

腸の免疫力を取り戻す治療への展開

　全身の免疫力をコントロールする腸の驚くべきメカニズムの解明によって、病気の治療も大きく変わろうとしている。

　Part 3で紹介した、多発性硬化症と戦っている尾崎さんは、現在、ある臨床試験に参加している。国立精神・神経医療研究センターの山村隆博士の研究グループが治療薬の開発を目指して取り組む臨床試験だ。この臨床試験で用いた「OCH」という物質は、免疫のブレーキ役であるTレグを生み出すメッセージ物質を人工的に合成したものだ。

　臨床試験では、OCHを服用して腸に届け、Tレグを生み出すかどうかを検討する。

　これまでの試験段階では、患者11人のうち、尾崎さんを含む9人の血液中でTレグ量が増加した。既に動物を用いた試験では、脳の細胞への攻撃が抑えられることも確認されている。腸が免疫をコントロールする力を取り戻すこと

によって、難病を克服できる可能性が示されたのだ。

一方、腸内細菌そのものを利用して、難病を克服しようという研究も進んでいる。

東京都立駒込病院の垣花和彦博士らの研究グループは、骨髄移植によって起きる合併症に対して、「FMT（腸内細菌叢移植）」という治療法を世界で初めて成功させた。健康な人から便を提供してもらい、そこに含まれる多種多様な腸内細菌一式を、患者の腸内に直接移植するという、注目の方法だ。

合併症の名は「腸管急性GVHD」。GVHDは骨髄提供者の免疫細胞が、移植された患者の体を異物として攻撃することで起こる病気だ。腸が攻撃される腸管急性GVHDでは、重症化すると大量の下痢を起こしたり、時には命に関わることもある。これまで、腸管急性GVHDに対して行われてきた治療では、効果が得られない患者も少なくなかったことから、新たな治療法の開発が課題だった。

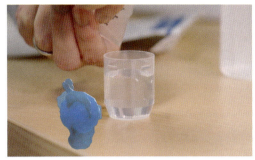

Ｔレグを生み出すメッセージ物質を人工的に合成した物質を用いて、多発性硬化症の治療薬を開発する臨床試験が行われている。

垣花博士らが、腸管急性GVHDの患者にFMTを行った結果、すべての患者で症状を抑える効果と安全性が確認されたことから、FMTは骨髄移植患者に対する新しい治療法として、いま大きな期待が寄せられている。

そして、OCHによる多発性硬化症治療の臨床試験を進めている山村博士は「人の腸内細菌はおよそ1,000種類。つくり出されるメッセージ物質は数多く、そして人の免疫システムの多様性を考えれば、これまでに解明されたことは全体のごく一部でしょう」と指摘し、こう続ける。

「メッセージ物質によるそれぞれの会話や、その変化が病気にどうつながるか、いままさにそれを解明する研究が進んでいます。近い将来、難病を根本的に治療するような方法が出てくると、私は思います」

腸が支える命と健康

腸内細菌と免疫細胞を従えた腸が担う、人体の免疫本部としての機能——。それは、決して生まれつき備わっているわけではない。

母親の子宮の中にいるとき、胎児の腸内はほぼ無菌状態だ。それが誕生の瞬間から、さまざまな細菌

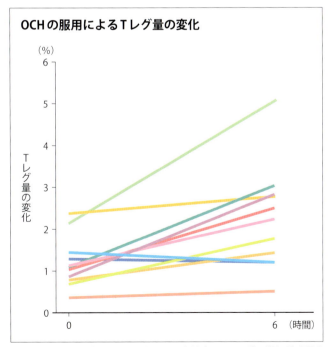

臨床試験では、患者11人のうち9人の血液中で、Ｔレグの増加が確認された。
データ：国立精神・神経医療研究センター　山村隆博士

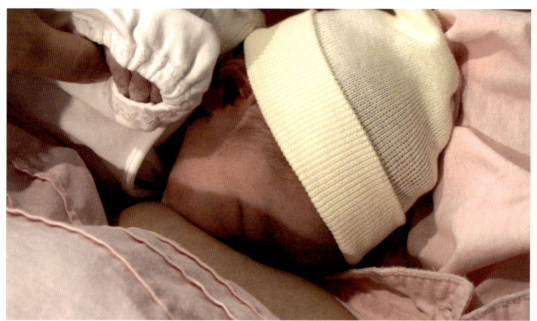

生まれたての乳児は、母乳の成分によって体に有益な腸内細菌を育てていく。

撮影協力：荒田美明

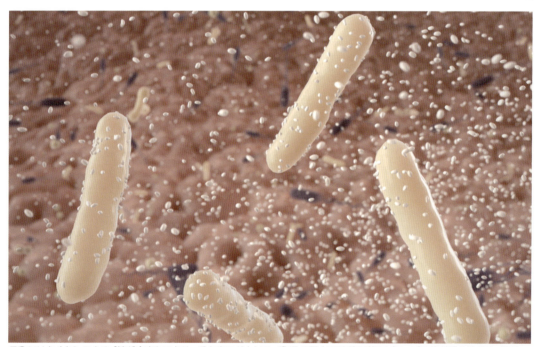

母乳にはたくさんのオリゴ糖が含まれており、それをエサとして、乳児の腸内では善玉菌のビフィズス菌が増え始める（CG）。

　が腸に入り込んで、徐々に腸内フローラを形成し、やがて100兆個以上も住み着くようになるといわれている。

　生まれてきた乳児の腸が独自の腸内フローラを育てていくのを手助けする1つが、母乳である。乳児の腸に母乳が流れ込むと、その成分を栄養源（エサ）にして、善玉菌の代表格であるビフィズス菌が急速に増加することが分かっている。幼い腸は、こうした劇的な変化をいくつも乗り越えることで、大切な腸内細菌と手を結

乳児の腸内で大増殖するビフィズス菌 (CG)

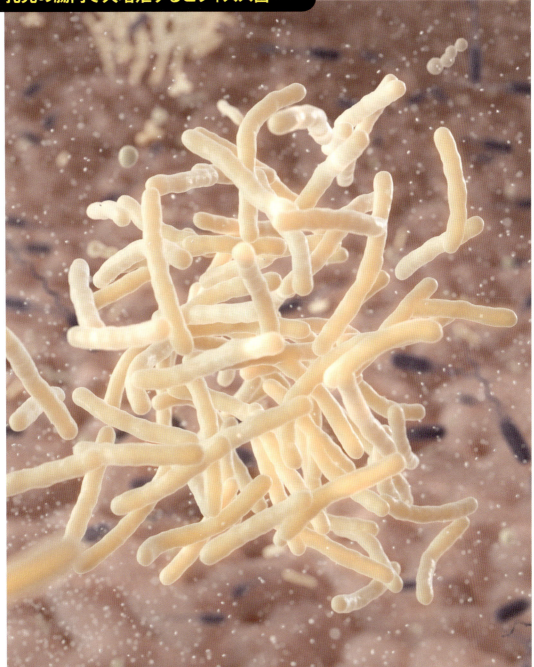

乳児の腸内では、生後4日を過ぎた頃からビフィズス菌が急速に増殖して、悪玉菌の増殖を抑えている。乳児のか弱い腸は、こうした腸内細菌に助けられながら育っていくのだ。

んでいき、「全身の免疫本部」としての機能を次第に成熟させていく。

　腸は便が通るだけの単なる管ではない。腸は、腸内細菌たちを養い、免疫細胞を育て上げ、そして全身の免疫を司っている。

　腸の中で交わされ続けているたくさんの会話が、いまこの瞬間も、私たちの命と健康を支えているのだ。

人の一生と腸内フローラ

私たちの腸には誕生の瞬間から数多くの細菌が入り込む。そして、腸内細菌が集まって形成された腸内フローラは、一生を通じてゆるやかに変化する。近年、この腸内フローラをバランスよく保つことが健康のカギと考えられ始めた。

赤ちゃんの腸内フローラ

アメリカ・ニューヨーク大学医学部教授のマリア・ドミンゲス＝ベロ博士の研究チームが、生後24時間以内の赤ちゃんの便を調べたところ、自然分娩で生まれた赤ちゃんにいる腸内細菌の多くは、母親と同じ腸内細菌の種類だった。これは、母親の産道を通ってくる際に、産道に存在する細菌が赤ちゃんの口や鼻などから入り込むことによる。ベロ博士は「腸内細菌は、母親から子への贈り物と考えられます」と話す。

こうして、母親から腸内細菌を受け継いだ赤ちゃんの腸は、成長するにつれて劇的な変化を何度も迎えることになる。

生まれて数日が過ぎたあたりから、赤ちゃんの腸内では、乳酸や酢酸をつくり出すビフィズス菌や乳酸菌が多く住み着くようになる。病原菌は酸に弱いため、赤ちゃんの腸内が乳酸や酢酸によって酸性に保たれることで、感染症が未然に防がれていると考えられる。

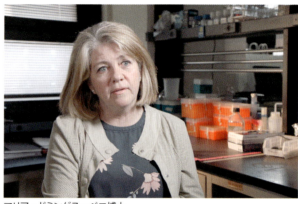

マリア・ドミンゲス＝ベロ博士

腸内フローラに影響を与える要因

成人期になると食事内容が確立し、比較的安定した腸内フローラがつくられる。しかし、老年期になると、生理機能の低下や食事内容の変化などが、腸内フローラに影響を与えると考えられている。

胎児期	乳幼児期	学童期〜思春期	成人期	老年期
年齢別の要因					
母体の食事・細菌叢	在胎週数 出産方法 栄養方法 家庭環境 兄弟の有無 ペットの有無 離乳	家庭環境 兄弟の有無 ペットの有無 肥満 性ホルモン	肥満 健康状態 ライフスタイル	健康状態 (味覚・嗅覚の低下、歯列、咀嚼・嚥下機能・消化機能の低下など) 低栄養 フレイル(虚弱) 生活環境 施設入所

生涯を通じて影響を与える要因
食事 / 薬剤（抗生剤）/ 遺伝因子 / 地理的位置 / 衛生環境

新井万里ほか：日本老年医学会雑誌. 2016; 53: 318-325 をもとに作成

そして、生まれてから半年ほど経ち、離乳食を食べ始めると、クロストリジウム菌などのさまざまな腸内細菌が一気に増殖を始める。するとTレグなどの免疫細胞も育まれるようになり、幼い腸は、徐々に大人の腸へと成長していくのだ。

乳幼児期の腸内フローラの構成は、兄弟やペットの有無などの家庭環境によって変化があることが示唆されているが、最新研究によって、この時期の腸内フローラが、アレルギーの発症に影響を及ぼす可能性があることが分かっている。

アメリカ・カリフォルニア大学のスーザン・リンチ博士の研究グループは、ビフィズス菌やクロストリジウム菌の仲間などが腸内に少ない赤ちゃんでは、そうでない赤ちゃんに比べて、4歳時のぜんそくの発症率が約3倍多くなることを明らかにしている。

リンチ博士は、「生後早い段階の腸内フローラが、小児期のアレルギーやぜんそくを引き起こす一因である可能性が考えられます」と指摘する。

今後、研究が進むにつれ、腸内細菌を健やかに育てるための方法が明らかになっていくだろう。

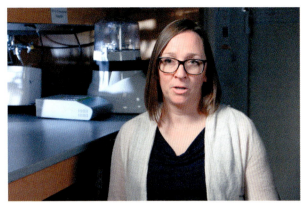

スーザン・リンチ博士

年齢に伴う腸内フローラの変化

幼児期から成人期になるにつれ、腸内フローラは徐々にその個人特有のパターンを構築し、安定するようになる。また、一度できあがった個人特有のパターンは、食事や生活環境によって小刻みな変化はあるものの、大きく変わることはほとんどない。

老年期になると、腸内細菌の種類は徐々に減り、腸内フローラの多様性が低下することが分かっている。高齢者ではビフィズス菌が減少することが特徴の1つだが、成人期と比較して腸の細菌構成は個人差が大きいことも示されている。

こうした高齢者の腸内フローラの変化の要因としては、若いときに比べて、粗食になり、食べる量も減ってしまうことなどが考えられている。

さらに、病気による入院やケア施設への入所といった生活環境の変化などが影響することも指摘されている。

腸内環境を整えるために

最新の研究から、腸内フローラの乱れがさまざまな病気に関係している可能性が解明されつつあり、この腸内フローラをバランスよく保つことが健康のカギと考えられている。

中国の研究グループが80～108歳の高齢者の腸内フローラを解析したところ、100歳以上の長寿者では、80～99歳の高齢者に比べて、食物繊維を分解する腸内細菌が多かった。より長寿の人たちは、食物繊維をふんだんに摂る食生活を送っていたというわけだ。

多くの種類がいる腸内細菌の中でも人に有益なものは、食物繊維などをエサとすることで酢酸などの物質をつくり、腸内環境を整えてくれている。

食物繊維には、水分を吸収して膨らむ「不溶性食物繊維」と、水に溶ける「水溶性食物繊維」があるが、不溶性食物繊維は便の量を増やして腸を刺激し、水溶性食物繊維は便を柔らかくするので、便秘の解消にもつながる。

しかし、厚生労働省の国民健康・栄養調査によると、日本人の1日あたりの食物繊維摂取量は、1947年には27.4グラムだったのが2016年には14.2グラムと格段に減っている。腸内環境を整えるためには、野菜やイモ類、キノコ類、海藻類、豆類などの食物繊維を、バランスよく摂取することが重要だ。

主な参考資料
NHKスペシャル取材班『やせる！若返る！病気を防ぐ！腸内フローラ10の真実』（主婦と生活社）
内藤裕二『消化管（おなか）は泣いています ―腸内フローラが、体を変える、脳を活かす』（ダイヤモンド社）

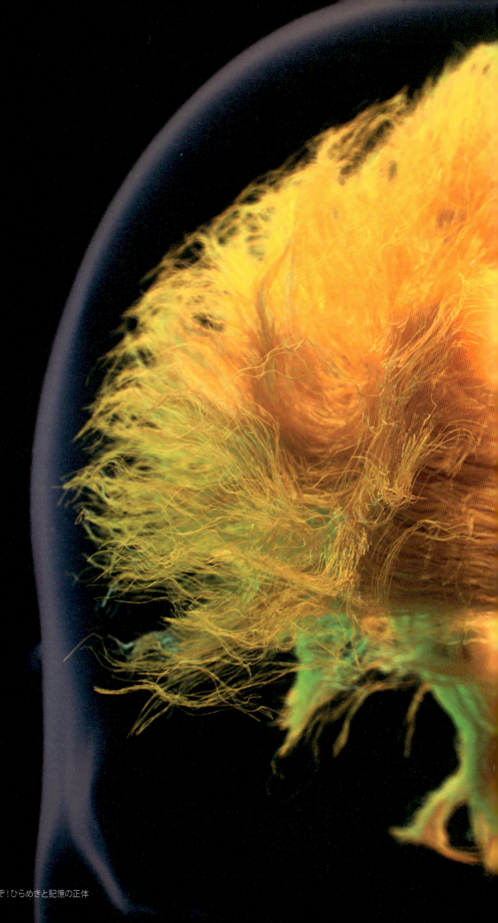

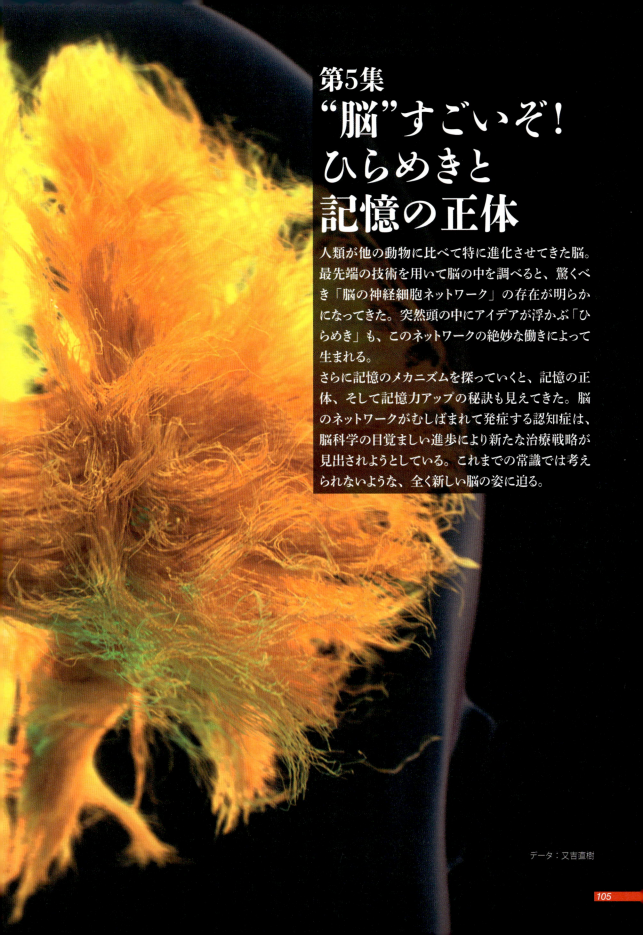

第5集
"脳"すごいぞ！ひらめきと記憶の正体

人類が他の動物に比べて特に進化させてきた脳。最先端の技術を用いて脳の中を調べると、驚くべき「脳の神経細胞ネットワーク」の存在が明らかになってきた。突然頭の中にアイデアが浮かぶ「ひらめき」も、このネットワークの絶妙な働きによって生まれる。
さらに記憶のメカニズムを探っていくと、記憶の正体、そして記憶力アップの秘訣も見えてきた。脳のネットワークがむしばまれて発症する認知症は、脳科学の目覚ましい進歩により新たな治療戦略が見出されようとしている。これまでの常識では考えられないような、全く新しい脳の姿に迫る。

データ：又吉直樹

Part 1
脳に広がる神経細胞のネットワーク

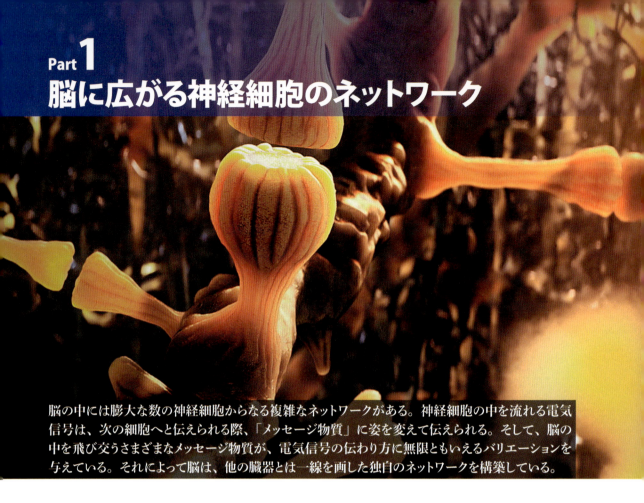

脳の中には膨大な数の神経細胞からなる複雑なネットワークがある。神経細胞の中を流れる電気信号は、次の細胞へと伝えられる際、「メッセージ物質」に姿を変えて伝えられる。そして、脳の中を飛び交うさまざまなメッセージ物質が、電気信号の伝わり方に無限ともいえるバリエーションを与えている。それによって脳は、他の臓器とは一線を画した独自のネットワークを構築している。

大脳を発達させた人間

　脳。それは、人間を人間たらしめる特別な臓器だ。哺乳類、爬虫類などほとんどの動物には脳があるが、とりわけ人類は他の動物に比べて格段に脳を進化させてきた。高度な文明や科学技術の進歩など、人間のさまざまな営みは、この脳から生み出された。

　NHKスペシャル「人体」では、そんな脳を最先端の技術を駆使して徹底解剖することにした。実験に協力してもらったのは、お笑い芸人にして芥川賞作家の又吉直樹さん。

　京都大学脳機能総合研究センターの協力を得て、又吉さんの脳を世界最高性能のMRI(磁気共鳴画像装置)で撮影し、その仕組みを探ってみた。

　脳は大きく「大脳」「小脳」「脳幹」などの領域に分けられる。なかでも物事を考えたり、感じたり、言葉を話したり、記憶したり——といった人間の知的な働きを担っているのが大脳だ。

　人間は生物の中でも知能が特に発達しているが、それはこの大脳が発達しているからといわれている。大脳はおおまかに「前頭葉」「頭頂葉」「側頭葉」「後頭葉」などの領域に分けられている。

　さて、今回、又吉さんの脳を詳細に調べてみると、一般的な平均データとは明らかに違う部分が見つかった。「縁上回」と呼ばれる部分が、なんと普通の人のおよそ3割増しの大きさだったのだ。その大きさの人は、実に2万人に1人という頻度でしか存在しない。縁上回は、言語を司っているのではないかともいわれており、又吉さんの文学やお笑いにおける素晴らしい才能の理由とも考えられる。

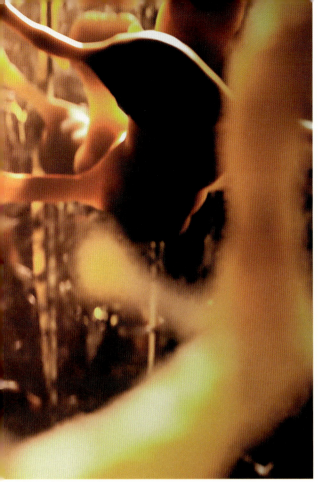

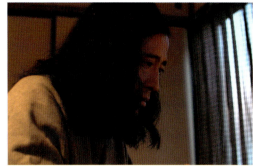

お笑い芸人として活躍する一方で、作家としての才能も開花させた又吉直樹さん。世界最高性能のMRIを用いて、又吉さんの脳を徹底的に解剖した。

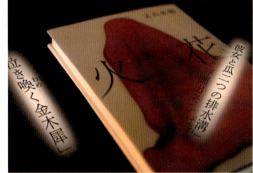

又吉さんが執筆した『火花』は、純文学として高い評価を受け、2015年には第153回芥川賞を受賞した。

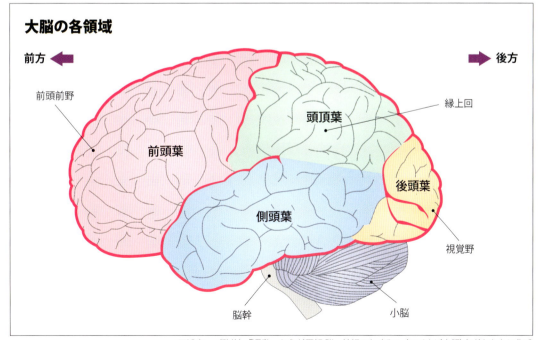

大脳の各領域

前方 ← → 後方

前頭前野
前頭葉
頭頂葉
縁上回
後頭葉
側頭葉
視覚野
脳幹
小脳

石浦章一（監修）『運動・からだ図解 脳・神経のしくみ』（マイナビ出版）などをもとに作成

脳の表面 (CG)

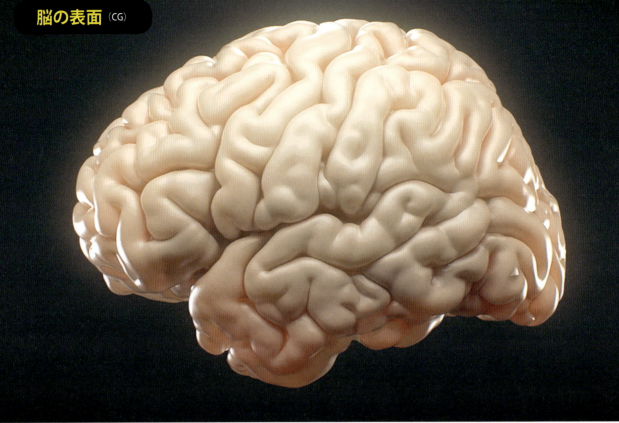

脳の表面は多数の浅い溝や膨らみで凸凹した形状になっており、しわが寄っているように見える。

情報伝達の主役となる神経細胞

　脳というと、どんなイメージが浮かぶだろうか。頭蓋骨の中に収まっている脳は、まるで魚の白子のような形状で、表面に多数のしわがある臓器だ。しかし、最先端の脳科学では、それとはまた一味違う姿として脳が捉えられつつある。

　世界最高性能のMRIで又吉さんの脳を丸ごと計測し、さまざまなデータ処理により解析すると、白子のような脳の中で多数の細かな線維が複雑に絡み合う姿が浮かび上がってきた。一見すると"タワシ"のような形だ。このタワシを形づくる1本1本の線維は「神経細胞」が束になったものと考えられている。脳の中では、こうした神経細胞の束がつながり合うことで複雑なネットワークを築き上げており、それこそがタワシのような姿をした「脳の神経細胞ネットワーク」なのだ。

　私たちの脳の中にはおよそ1,000億の神経細胞があるといわれているが、ここで見えているのは、その中でも特に領域と領域の間をつなぐ細長い神経細胞の姿だ。神経細胞は、脳の中の隣り合う領域同士や、時に数十センチメートルも離れた場所同士を結びつけたりもしている。その中をさまざまな情報が縦横無尽に駆け巡っている。つまり、脳は決して1つ1つの領域がばらばらに働いているわけではなく、こうした領域間をつなぐ神経細胞のネットワークを介して情報をやりとりし、さまざまな営みを生み出しているのだ。

何かを見た瞬間の脳の驚異的な働き

　又吉さんは原稿執筆中にアイデアに詰まると、しばしば散歩に出かけるという。目に入るさまざまな風景が、ひらめきのヒントを与えてくれるのだそうだ。では、何かを見た瞬間、人間の脳の

脳の神経線維（CG）

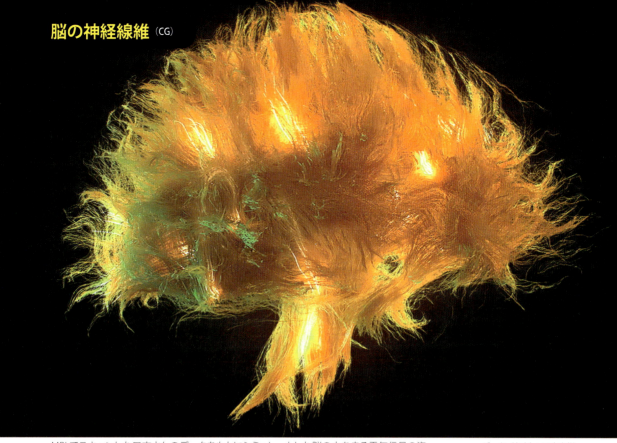

MRIでスキャンした又吉さんのデータをもとにシミュレートした脳の中を走る電気信号の姿。　　　データ（左右）：又吉直樹

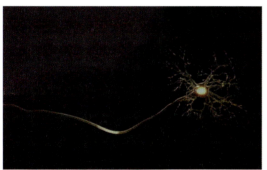
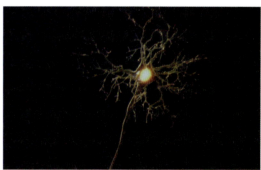

脳の中には1,000億もの神経細胞が存在する。神経細胞は細胞体、樹状突起、軸索などからなり、軸索の長さは短いもので数mm、長いものでは1mにも及ぶ。

中では一体どんなことが起きているのだろうか。特に研究が進んでいる"人の顔を見るときの脳の働き"で詳細に見ていこう。

　私たちが人の顔を見た瞬間、目にある視細胞から入ってきた信号が脳の中を駆け巡っていく。脳の中で最初に反応するのは、後頭葉にある「視覚野」という領域だ。視覚野では、目から入った映像のおおまかな輪郭を捉えていると

され、この段階ではその顔が誰なのか、はっきり認識できていない。その後に信号が伝わるのが「側頭部顔領域」。ここで初めて誰の顔かを見分けていると考えられている。さらに信号は「前頭前野」という領域へと到達する。ここでは、顔を見たときに湧き上がる感情をコントロールしているといわれている。これだけの処理を脳はわずか0.2秒ほどの間に行っているという。

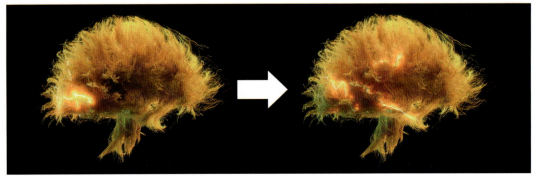

「脳活動ダイナミクス推定法」という手法で解析された、人の顔を見たときの脳の中の反応。電気信号は、脳の一番後ろにある「視覚野」に伝わってから、0.2秒ほどで脳全体へと広がっていく。

瞬時に脳の中を駆け巡る電気信号

　この信号の流れは、最先端の研究で実際に確認されている。国際電気通信基礎技術研究所（ATR）の山下宙人さんの研究グループは、人間の脳の中で神経細胞がどのようにつながり、どのように働いているのかを明らかにする研究に取り組んでいる。脳の反応を捉えるのは容易なことではないが、山下さんらは、「脳活動ダイナミクス推定法」と呼ばれる独自の解析手法を考案し、人間の脳が領域間でどのように情報をやりとりするのかをシミュレートし、世界で初めて映像化することに成功した。

　山下さんは、イギリスのケンブリッジ大学の研究グループが10人の被験者に人間の顔を見せ、そのときの脳の反応を1,000分の1ミリ秒単位で計測したデータをもとに、電気信号が脳の神経線維をどのように流れているのかを分析した。

　番組では、山下さんの協力のもと、人の顔を見たときに脳の中を行き交う電気信号の流れをCGで再現。その様子を鮮やかに浮かび上がらせることに成功した。脳の中を駆け巡る電気信

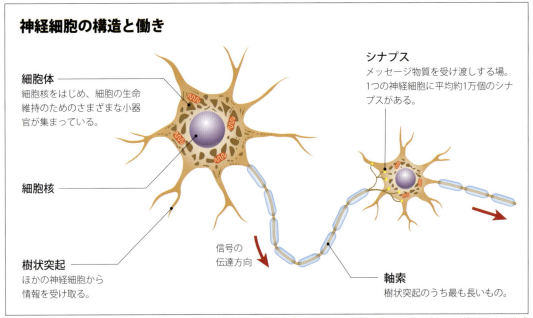

福永篤志（監修）『図解雑学よくわかる脳のしくみ』（ナツメ社）をもとに作成

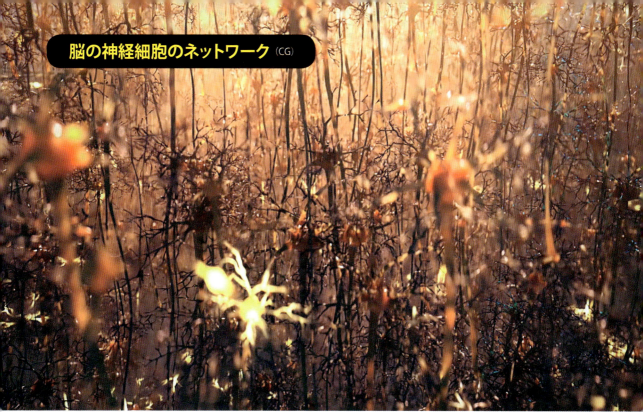

脳の神経細胞のネットワーク (CG)

脳の中には膨大な数の神経細胞が網の目のように張り巡らされており、複雑なネットワークが形成されている。

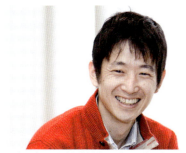

国際電気通信基礎技術研究所（ATR）の山下宙人さん。人間の脳内を行き交う電気信号の様子を、世界で初めて可視化した。

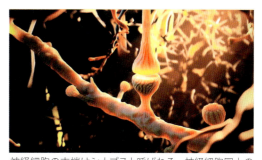

神経細胞の末端はシナプスと呼ばれる。神経細胞同士の情報伝達の要がこのシナプスだ。

号が、どのような情報をやりとりしているのか、詳しいことはまだ謎に包まれたままだ。しかしこうした新たな解析手法によって、私たちの脳の神秘が少しずつ解き明かされつつある。

電気を通さないシナプスという存在

　ここで簡単に脳の細胞について、解説しておこう。

　脳を構成する細胞の中でも、情報の伝達や処理といった働きを担うのが神経細胞だ。体の他の細胞の寿命が24時間から10年間ほどであるのに対し、神経細胞の多くは、寿命が数十年にもなるといわれ、形状も他の体の細胞とは大きく異なる。

　神経細胞は大きく3つの部分に分けられる。細胞核を中心に持つ「細胞体」。そこから伸びる「樹状突起」と「軸索」という2種類の突起だ。樹状突起は木の枝のように分岐し、他の神経細胞からの情報を受け取って細胞体に伝える。また、軸索は基本的に1つの細胞体から1本

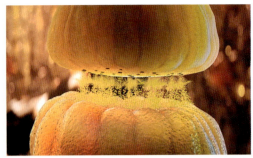

電気信号がシナプスに到着すると、小さな粒のような物質（メッセージ物質）が大量に放出される。

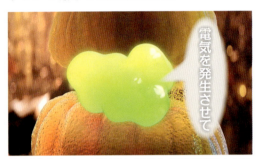

放出されるメッセージ物質は、例えば、「電気を発生させて」というもの。メッセージ物質による神経細胞間の情報の受け渡しにかかる時間は、およそ1万分の1秒。

だけ出ており、その長さは、短いもので数ミリメートル、長いものでは1メートル以上にもなる。

　1つの神経細胞の中では、情報は電気信号によって伝えられている。電気信号といっても機械の中を流れているような「電流」ではなく、「イオン」という電荷を帯びた粒子の流れだ。

　細胞体で生まれた電気信号は、軸索を通って軸索の末端にたどり着く。このとき電気信号は細胞体から軸索へと一方向にしか流れない。

　軸索の末端は、こぶのように膨らんだ形をしており「シナプス」と呼ばれる。1つの神経細胞には、平均して約1万個のシナプスがあるとされる。

　実は、このシナプスは他の神経細胞と密着しているのではなく、「シナプス間隙」といわれる数万分の1ミリメートルほどのすき間がある。神経細胞間の情報伝達はシナプスを介して行われるが、軸索を伝わってきた電気信号はこのシナプス間隙を飛び越えることはできない。つまり、シナプスでの情報伝達は電気信号で行われていないのだ。

　ではどうやって情報を伝達しているのか――。そこに、脳に広がる神経細胞のネットワークが、多種多様な情報伝達を実現している最大の秘密がある。

メッセージ物質が情報を伝達

　軸索を伝わってきた電気信号がシナプスに到着すると、シナプスからは小さな粒のような物質が大量に放出される。この物質こそが「メッセージ物質」だ。次の神経細胞に情報（メッセー

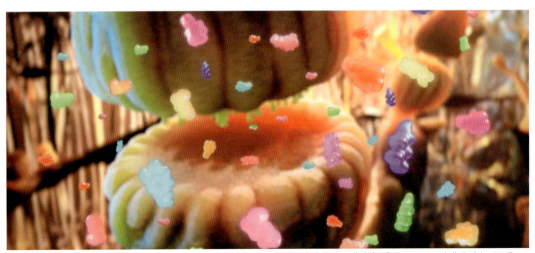

脳では数十個〜100個ものメッセージ物質を用いることで、電気信号の伝わり方に豊富なバリエーションを生み出している。

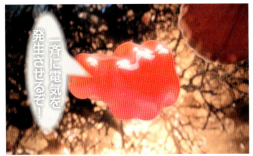

神経細胞を活性化させるメッセージ物質（例えばドーパミン）。伝えるメッセージは「一斉に電気を発生させるぞ！」というもの。

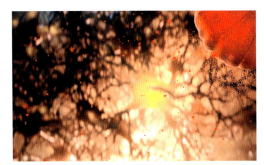

ドーパミンが放出されると神経細胞が一気に活性化し、電気信号の伝達が活発になる。

ジ）を伝える役割がある。例えば、「グルタミン酸」という物質が放出されると、それは「電気を発生させて」というメッセージとなり、次の神経細胞に受け取られることで、その細胞が再び電気信号を発生させる。電気信号からメッセージ物質へ、そしてまた電気信号へ。こうして次々とリレーされながら情報は伝えられていくのだ。この神経細胞同士のメッセージ物質の受け渡しにかかる時間は、わずか1万分の1秒ほどといわれている。

しかし、なぜわざわざメッセージ物質を使って伝える必要があるのだろうか——。実は、脳ではこうしたメッセージ物質を数十個から100個ほど用いて、信号の伝わり方にさまざまなバリエーションを生み出しているのだ。

例えば、素敵な異性が目の前に現れたとしよう。そのとき脳の中では「一斉に電気を発生させるぞ！」というメッセージを伝える物質が放出される。すると複数の神経細胞が一度に活性化し、脳の広い範囲に情報が伝わって、その人の表情がより強く印象に刻まれることになる。

こうした複数の神経細胞に広く伝達するメッセージ物質として、ドーパミンなどが挙げられる。ドーパミンは、脳を覚醒させて快感を生み出したり、人の精神活動を活発にすることが知られている。

このように、脳の中でさまざまな情報伝達のパターンを生み出すため、メッセージ物質を介した巧みな伝達システムが築かれているのだ。

複雑で柔軟な究極のネットワーク

「人体」シリーズでは、これまでさまざまな臓器同士がメッセージ物質をやりとりして、私たちの命や健康を支えていることを伝えてきた。

実は脳も、他の臓器からメッセージ物質を受け取っている。例えば、脂肪細胞が放出するレプチン。脳はレプチンからの「エネルギーは十分だよ！」というメッセージを受け取ることによって、食欲のコントロールを行っている。（『NHKスペシャル人体』第2巻参照）。

つまり脳は、他の臓器からさまざまなメッセージ物質を受け取る一方で、自身の中では数十個ものメッセージ物質をやりとりすることによって、複雑な情報伝達を可能にしている。脳とは、究極のネットワーク臓器といっても過言ではないのだ。

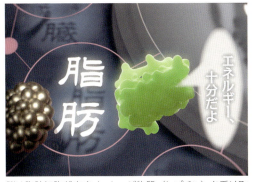

脳は脂肪細胞が出すメッセージ物質（レプチン）を受け取ることで、食欲をコントロールしている。

神経細胞による情報伝達 1 (CG)

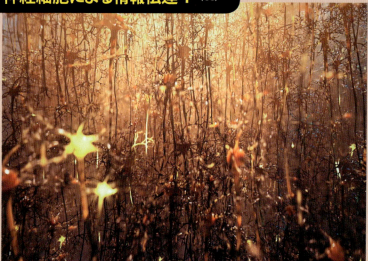

1. 脳の中には1,000億もの神経細胞が張り巡らされている。

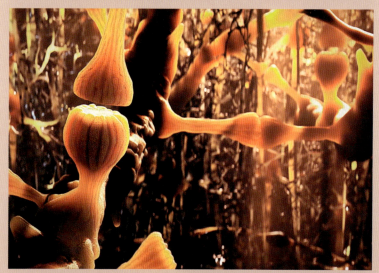

2. 情報は、神経細胞から神経細胞へとリレーされていく。神経細胞の末端は「シナプス」と呼ばれる。

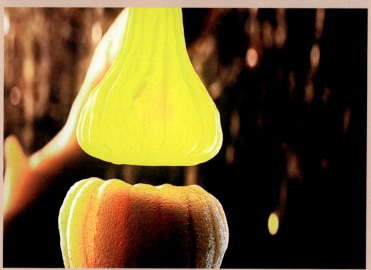

3. シナプスと次の神経細胞との間にはわずかなすき間(シナプス間隙)があり、神経細胞間の情報伝達はこのシナプスを介して行われる。

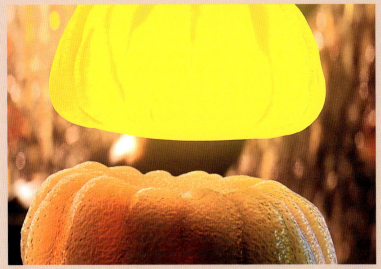

4.
電気信号はシナプス間隙を飛び越えることができない。では神経細胞間では、どのようにして情報を受け渡しているのだろうか。

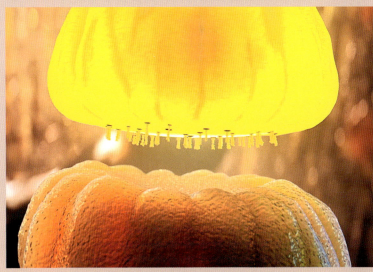

5.
電気信号が神経細胞の末端にたどり着くと、何やら小さな粒のような物質が放出され始めた。

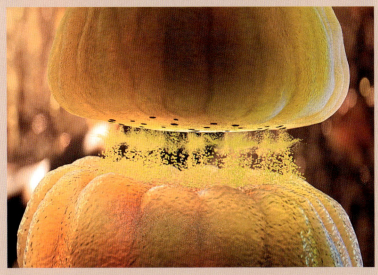

6.
この大量に放出された小さな粒の1つ1つが、メッセージ物質だ。

神経細胞による情報伝達2 (CG)

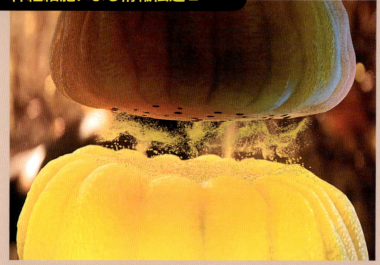

7. メッセージ物質が次の神経細胞に受け取られると、再び電気信号が生み出される。

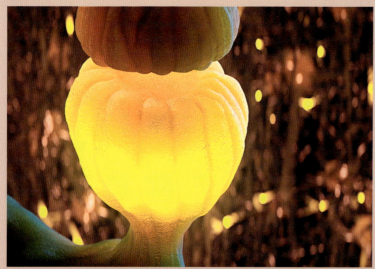

8. 神経細胞と神経細胞の間は、電気信号に代わってメッセージ物質が情報を伝えていたのだ。

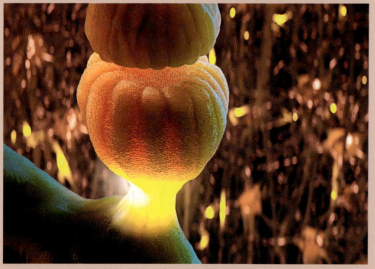

9. そして、情報は神経細胞を通ってさらに先へと進んでいく。

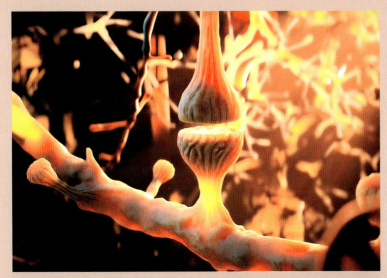

10.
情報は、電気信号からメッセージ物質へ、そしてまた電気信号へと変換されながら、次の神経細胞へと伝わっていく。

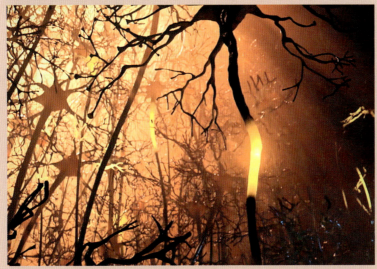

11.
神経細胞の中をものすごい速さで伝わる電気信号。

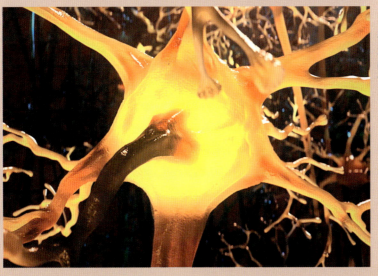

12.
こうして、膨大な数の神経細胞が形成する脳のネットワークでは、さまざまな情報が伝達されている。

シナプスから放出されるメッセージ物質1 (CG)

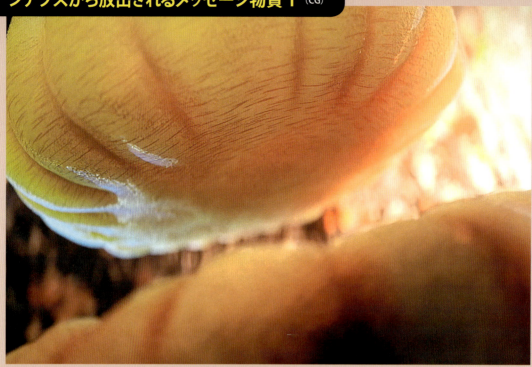

1. シナプスを別の角度から見てみる。情報の送り手となるシナプスと、受け手となる神経細胞の間には数万分の1mmほどのわずかなすき間（シナプス間隙）がある。

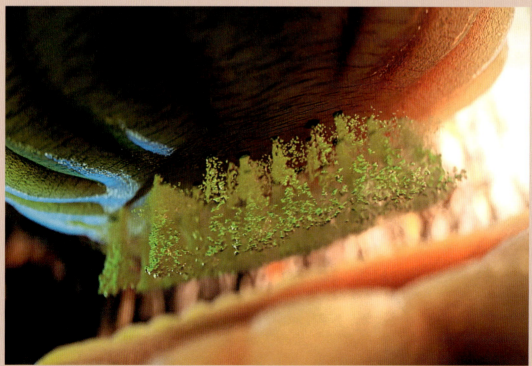

2. 電気信号はこのすき間を飛び越えることができないため、シナプスでは電気信号をメッセージ物質に変換して、シナプス間隙に放出する。

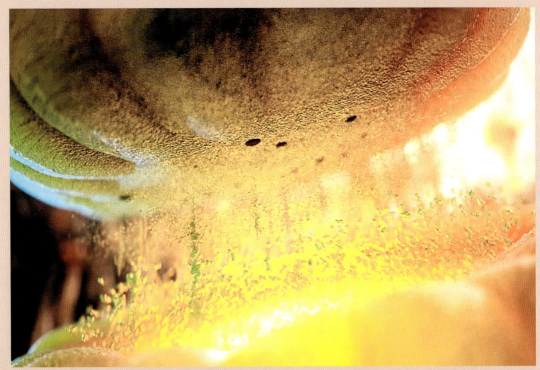

3. 放出されたメッセージ物質を次の神経細胞が受け取ることで、情報の伝達が行われる。このとき情報の伝達は一方通行のみで、逆はない。

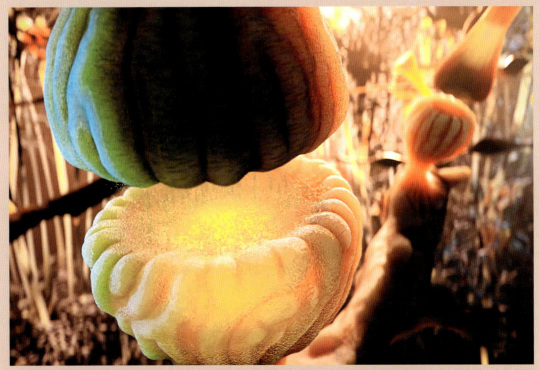

4. 神経細胞間の情報の受け渡しにかかる時間は、わずか1万分の1秒ほど。情報はメッセージ物質から電気信号へと再び変換され、神経細胞の中を伝わっていく。

シナプスから放出されるメッセージ物質2 (CG)

5. メッセージ物質の力によって、電気信号はシナプス間隙を飛び越え、神経細胞から神経細胞へと次々に伝達されていく。

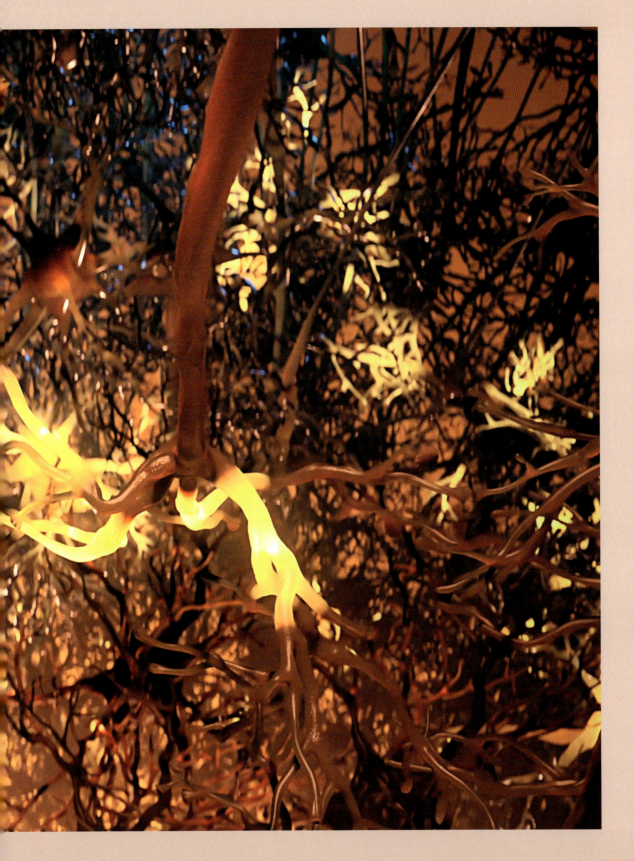

電気信号の伝わり方にバリエーションをもたらすメッセージ物質（CG）

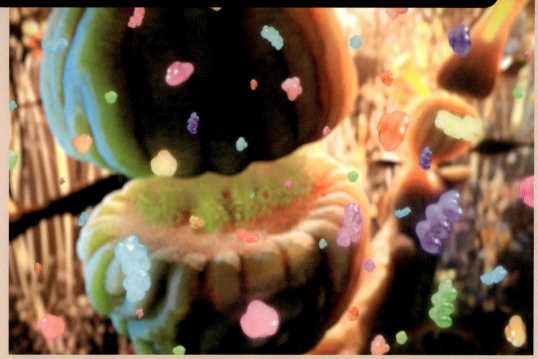

1. 脳は数十個から100個ものメッセージ物質を使い分けることで、電気信号の伝わり方に豊富なバリエーションをもたらしている。

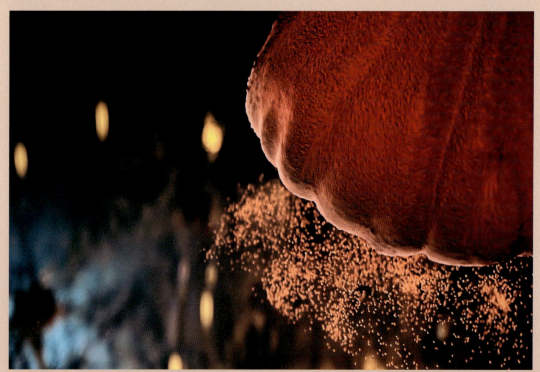

2. 例えば、素敵な異性が目の前に現れたとき、脳の中では「一斉に電気信号を発生させるぞ！」というメッセージ物質（ドーパミン）が広範囲に放出される。

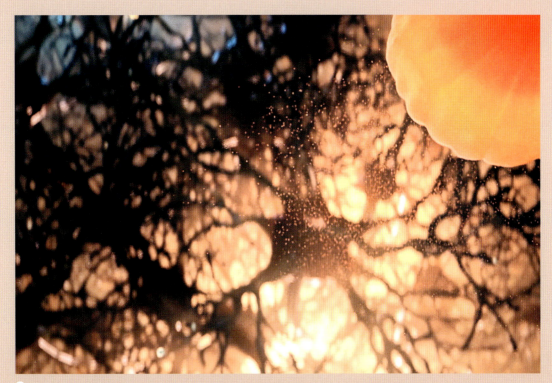

3. その結果、電気信号の伝わり方が活発になり、多くの神経細胞が一斉に活性化。

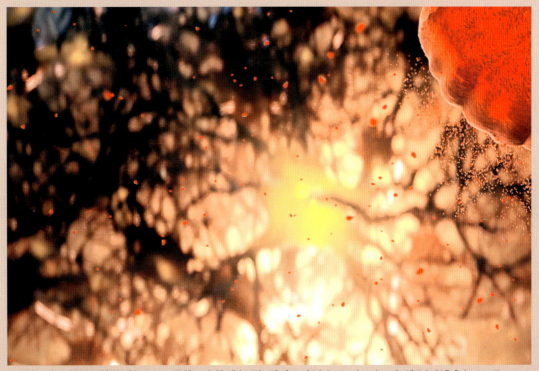

4. 脳の広い範囲に情報が伝わり、異性の表情がより強く印象に刻まれることにもつながると考えられている。このように脳の中ではメッセージ物質を巧みに使いながら、情報が伝えられていく。

電気信号をリレーする神経細胞
電気信号を激しくリレーする神経細胞の様子を捉えた顕微鏡映像。白く映し出されている1つ1つが神経細胞だ。　　画像：東京大学 松崎政紀研究室

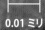
0.01 ミリ

125

Part 2
"ひらめき"の秘密

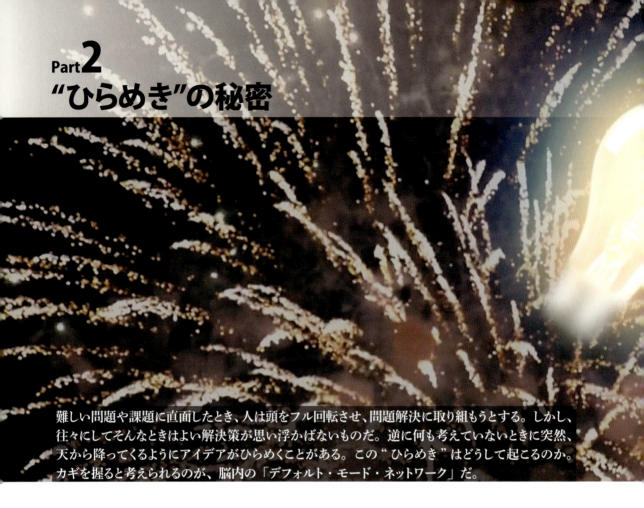

難しい問題や課題に直面したとき、人は頭をフル回転させ、問題解決に取り組もうとする。しかし、往々にしてそんなときはよい解決策が思い浮かばないものだ。逆に何も考えていないときに突然、天から降ってくるようにアイデアがひらめくことがある。この"ひらめき"はどうして起こるのか。カギを握ると考えられるのが、脳内の「デフォルト・モード・ネットワーク」だ。

脳の活動を探る最先端の画像技術

　人間の体内を探る画像技術の進歩が目覚ましい。CT（X線コンピュータ断層撮影装置）やMRI（磁気共鳴画像装置）は現代医学に欠かせないツールとなっている。

　1895年、ドイツの物理学者であるヴィルヘルム・レントゲン博士によるエックス線（X線）の発見により、体の中の骨の撮影が可能となり、生きたままにして人の体の中が見える時代となった。さらに20世紀後半になるとCTやMRIなど、脳をはじめとする体の内部を画像として捉える技術が飛躍的に進歩した。いずれも、体をほとんど傷つけない検査法であることも、大きな特徴だ。

　CTもMRIも、ともに人体を輪切りにしたような断面像を得意とするが、その仕組みは異なる。CTは、X線を体の回りにぐるっと照射し、得られた情報をコンピュータで計算して2次元画像をつくる。原理は通常のX線検査と同じなので、骨などの描出に向いている。

　一方、MRIは、大きな磁石による「強い磁場」と「電波」を使って画像を得る。MRIは脳や筋肉など水分の多い部分で力を発揮し、横断像だけでなく、縦断像なども得ることができるのも利点だ。放射線を使用しないため、被ばくもない。

　今回、又吉さんの脳の観察に用いたのは、京都大学脳機能総合研究センターに設置されている世界最高性能のMRIだ。このMRIの磁場の強度は7テスラ（テスラは磁力の大きさを表す単位）。現在、病院で使われている最新鋭のMRIでも3テスラが一般的なので、その2.5倍の磁場強度ということになる。

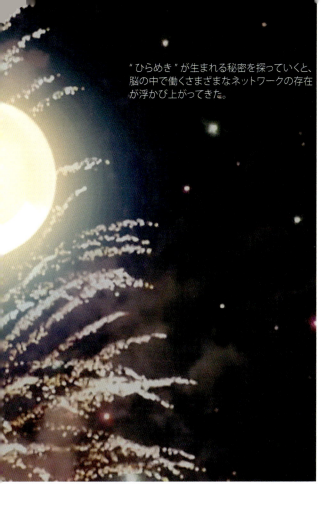

"ひらめき"が生まれる秘密を探っていくと、脳の中で働くさまざまなネットワークの存在が浮かび上がってきた。

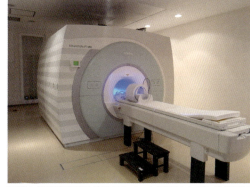

京都大学脳機能総合研究センターに設置されている世界最高性能のMRI。このMRIで又吉さんの脳を観察した。

　Part 1で紹介した、"タワシ"のような又吉さんの脳の神経細胞の束の画像（P104、109参照）は、この7テスラのMRIで撮影し、そのデータを詳しく解析してCGで再現したものだ。
　このMRIの機能を活用して、さらなる脳の秘密に迫ってみた。

ひらめく瞬間の脳の活動

　お笑いから文学作品まで、斬新なひらめきで多くの人々を楽しませる又吉さん。芥川賞を受賞した小説『火花』にも、型にはまらない言い回しや、独特のストーリーが満載だ。又吉さんの脳は、どうやってそのようなひらめきを生み出しているのだろうか。
　まだ多くの謎に包まれたひらめきの秘密を探るため、又吉さんに少し変わった実験に協力してもらった。

　MRIの検査中に小説のストーリーを考えてもらい、よいアイデアがひらめいた瞬間にボタンを押してもらうというものだ。10分間の実験中、又吉さんがひらめいたと思った瞬間は3回。このうち2回について、興味深い脳の活動の様子が捉えられた。
　又吉さんがひらめいたというときに働いていた脳の領域を互いにつなぎ、神経細胞のネットワークとしてCGで再現してみると、脳の中心部分から前後左右まで、広い範囲にわたる不思議な形状のネットワークが現れた。その画像は、ひらめくときの脳のネットワークを、世界で初めて可視化したものだ。（P128参照）。
　この、ひらめきが湧き起こったときに現れた脳の状態を、計算をするなど何かに集中しているときの脳の状態（P129参照）と比べてみると、大きな違いがあることが分かった。集中している

「ひらめいたとき」と「集中しているとき」の脳の電気信号 (CG)

脳の中で起きていると考えられる電気信号の流れをCGでシミュレートしたもの。何かに集中しているときよりも、ひらめいたときのほうが電気信号の幹は太く、全体をつなげている。

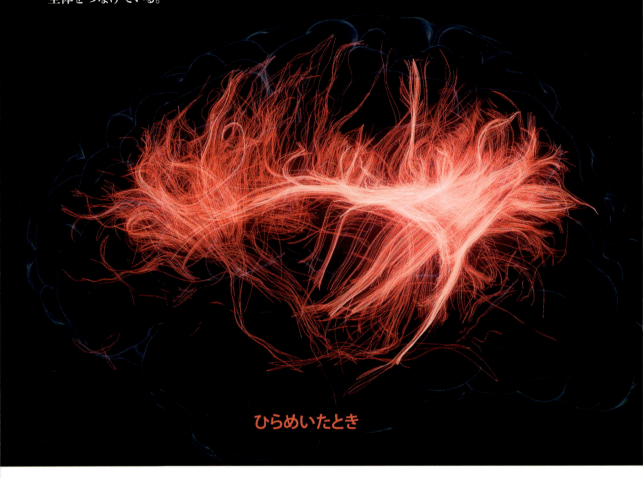

ひらめいたとき

ときは、脳の中に再現された神経ネットワークの形がこま切れになっているのに対し、ひらめいたときは電気信号の太い幹が生まれ、全体をつなげていたのだ。ひらめくとき、脳は集中しているだけでは生み出せない、特別な状態になっている可能性が浮かび上がってきた。

では、どうすれば私たち人間は、ひらめくときに特徴的な脳の状態をつくり出すことができるのだろうか。実は、誰でも自分の脳を「ひらめく状態」に近づけられる可能性があるという。そのとっておきの方法が、最新の脳研究によって明らかになりつつある。

ひらめきと
デフォルト・モード・ネットワーク

ひらめいたときに特徴的な脳の状態に自分の脳を近づけるためのヒントも、又吉さんの脳が教えてくれた。

今度は又吉さんにMRIの中で、8分間、目を軽く開けてなるべく何も考えないようにしてもらった。そのとき、又吉さんの脳の中で活性化した領域をつなぐネットワークをCG化してみたところ、太い幹のような形状が浮かび上がってきた。（P130 参照）。これはひらめいたときに見

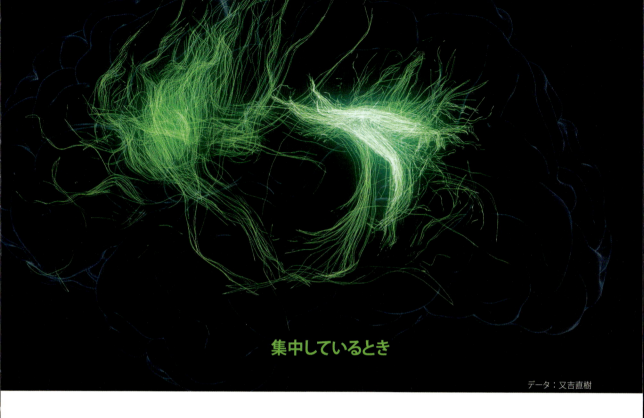

集中しているとき

データ：又吉直樹

　られる脳の状態と非常に似ている。何も考えていないはずなのに、ひらめいたときの脳と同じように電気信号がもし流れているとすれば、それは一体どういうことなのだろうか──。

　長年、ひらめきの正体を研究してきた、アメリカ・ドレクセル大学心理学科教授のジョン・クーニオス博士は、何も考えずにぼーっとすることこそが、ひらめくためにとても重要だという結論にたどり着いたという。

　「例えばあなたが何かに行き詰まったとします。でもその解決策が突然頭にひらめくことがあります。それは全く関係ないことをしていると

き、例えば、朝目覚めてぼーっとしているときなどに起こるのです。私たちはその状態を、『デフォルト・モード・ネットワーク』と呼んでいます」とクーニオス博士は説明する。

　デフォルトは、コンピュータ用語では「初期状態・初期設定」を意味する。脳科学の世界でもそれにならい、「特に何もしていない脳の状態」を指す。デフォルト・モード・ネットワークとはつまり、脳が意識的な活動を行っていないときに働いているネットワーク、ということだ。それが、意外にもひらめきを生むもとになっているというのだ。

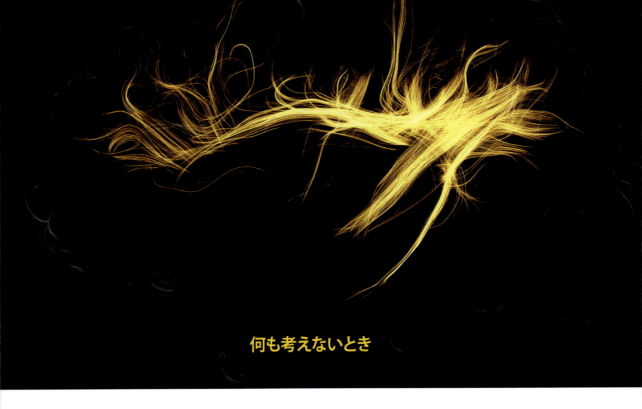

何も考えないとき

　デフォルト・モード・ネットワークの名づけ親は、長年にわたりMRIなどの先端機器を用いて人の脳機能を研究してきたアメリカ・ワシントン大学のマーカス・レイクル博士だ。あるとき、脳には何に使われているのか全く分かっていない消費エネルギーがあることに疑問を持ったレイクル博士は、何もしていないときの脳の観察を始めた。そして、MRIを用いて脳内の血流の動きを画像化すると、頭を休めているのにもかかわらず、複数の脳の領域が活動していることを発見した。レイクル博士はこのとき、脳は休んでいるのではなく、何かの活動を行っているのだと考え、ぼーっとしているときの脳の状態をデフォルト・モード・ネットワークと名づけた。

　その後の研究により、脳全体が使うエネルギーの60〜80%近くは、デフォルト・モード・ネットワークなど、安静にしているときの脳の活動のために使われていることも分かった。逆に、読書などの日常の活動に必要なエネルギーは、安静時の5%にも満たなかった。

　レイクル博士は1998年、安静時には脳の活動レベルが高くなるとの考えを発表しようとしたが、当時は論文の掲載は拒否されたという。というのも、ぼーっとしているときにこんなにも多く

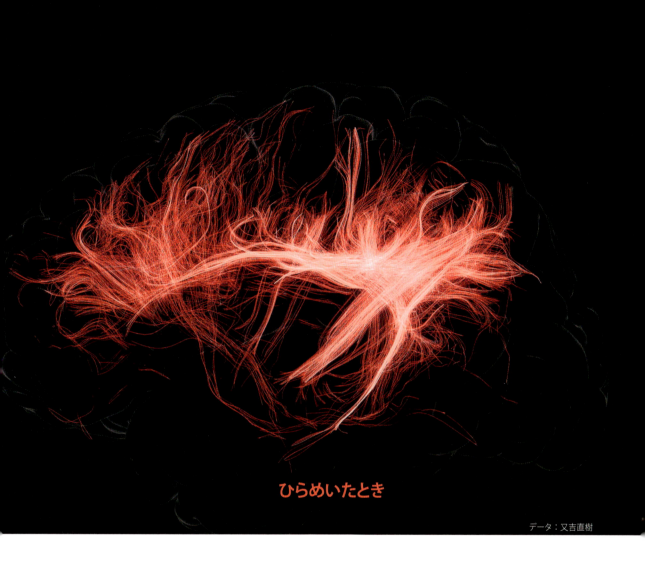

ひらめいたとき

データ：又吉直樹

のエネルギーを使っているなど、にわかには信じがたい話だったからだ。

　それから約20年、MRIなど脳を調べる画像技術の進歩もあり、世界の脳科学者たちの間でデフォルト・モード・ネットワークの研究が進んだ。今では、デフォルト・モード・ネットワークは複数の脳領域で構成されるネットワークで、脳が休んでいるときでもその後に起こるであろう出来事に備えてスタンバイし、脳内のさまざまな機能やネットワークを調節していると考えられている。デフォルト・モード・ネットワークの発見は脳科学に大きなパラダイムシフトをもたらしたといえる。

記憶の断片をつなぎ合わせる

　しかしなぜ、脳がデフォルト・モード・ネットワークにあるときにひらめきが起こるのだろうか。その謎に迫るカギは、脳の「大脳皮質」と呼ばれる領域にある。

　大脳皮質は大脳の最も外側を覆っている神経細胞の薄い層の部分のこと。灰白色をしており、厚さは1.5～4.0ミリメートルほどだ。人間の知覚、随意運動、思考、推理、記憶など、高次脳機能を司っている。

　何も考えていない状態の又吉さんの脳の画像

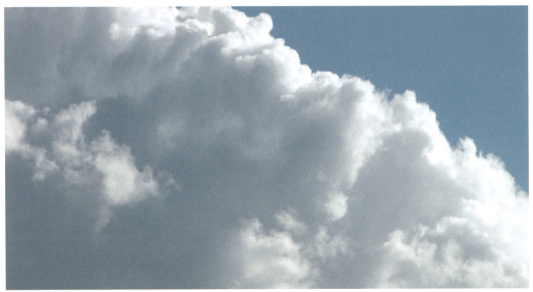

例えば、何も考えずに空をぼーっと眺めてみる。すると、もし何かに行き詰まっていた場合、その解決策が突然頭にひらめくことがある。この「何も考えずにぼーっとする」ことこそが、ひらめくためにとても重要だという。

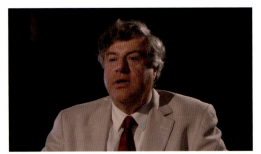

長年にわたってひらめきの正体を研究してきた、ドレクセル大学教授のジョン・クーニオス博士。

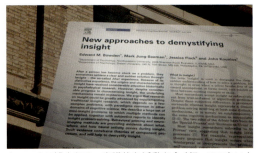

クーニオス博士らは、意識的な活動を全く行っていないときの脳の状態が、ひらめきを生みだすときの脳の働きと関係があると報告した。

Bowden EM, et al: Trends Cogn Sci. 2005; 9: 322-328

をよく見てみると、電気信号が伸びる先には大脳皮質があることが分かる。この大脳皮質には、私たちの「記憶の断片」が保管されている。

デフォルト・モード・ネットワークと呼ばれる状態にあるとき、脳は無意識のうちに大脳皮質に散らばる記憶の断片を自由自在につなぎ合わせ、新しい発想を生み出しているのではないか、という可能性が浮かび上がってくる。そして、あるときそれがひらめきやアイデアとして、人の頭の中の意識に突然湧き起こるのではないか、と考えられるのだ。

散歩中や入浴中のひらめき

人類の歴史には、風呂に入っているときや散歩をしているときなど、目的もなくぼーっとしているときに、世界的な発見や斬新な発想が生まれたという話があふれている。

例えば、古代ギリシャ時代の天才数学者、アルキメデス。彼は風呂につかっているときに「アルキメデスの原理」のヒントを思いつき、興奮のあまり裸で町を駆け回ったという。また、古代ギリシャ時代にアリストテレスが創設した哲学者のグループは「逍遙学派」と呼ばれた。逍遙

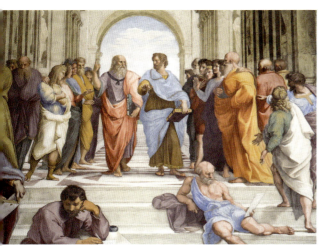

散歩をしながら思索を深めた古代ギリシャ時代の哲学者のグループ「逍遙学派」。ラファエロ「アテネの学堂」より。
画像：Shutterstook

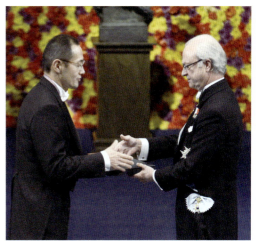

「iPS細胞」は、どんな臓器の細胞にも分化できる"万能細胞"。京都大学iPS細胞研究所所長の山中伸弥博士（左）はこの発見により、ノーベル医学・生理学賞を受賞した。
画像：共同通信社

とは散歩を意味しており、アリストテレスらが弟子と一緒に散歩をしながら思索を深めたことから命名された。このように、散歩中に新しい発想が生み出されることは、古代ギリシャ時代から既に経験的に知られたことだったのだ。

「iPS細胞」の発見で2012年にノーベル医学・生理学賞を受賞した、京都大学iPS細胞研究所所長の山中伸弥博士も、家に帰ってぼーっとしながらシャワーを浴びているときにひらめきを得て、その結果続けた研究がiPS細胞の発見につながったという。

どうやってぼーっとするかは、人それぞれだ。

記憶を研究する脳科学者で、アメリカ・カリフォルニア大学アーバイン校（UCI）教授のクレイグ・スターク博士にとって、それは自転車に乗ることだという。

「無心でペダルをこぐと、よいアイデアが浮かんできます。私にとって自転車とは、遠い場所に行ける便利な道具というだけではありません。無意識のうちにひらめくきっかけを与えてくれるものなのです。私たちの脳は、無意識のうちに、とても複雑なことにまで考えを巡らせています。そもそも、私たちが意識して考えていることなんて、脳の中で起きていることの全体から見れば、氷山の一角に過ぎないのです」

最新の研究によれば、ひらめきが起こるとき、脳の中では「デフォルト・モード・ネットワーク」とは別の「エグゼクティブ・コントロール・ネットワーク」と呼ばれるもう1つのネットワークも活性化すると考えられている。

エグゼクティブ・コントロール・ネットワークは、意思決定したり、作業に集中したりと、物事を具体的に実行するときに起動するネットワークといわれている。デフォルト・モード・ネットワークとエグゼクティブ・コントロール・ネットワークが実際にどのように関係し合ってひらめきにつながっているのか、今後の研究に期待が寄せられている。

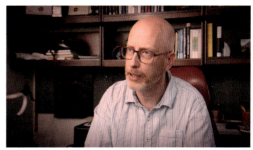

記憶のメカニズムを研究しているカリフォルニア大学アーバイン校教授のクレイグ・スターク博士。

Part 3
海馬に刻まれる記憶

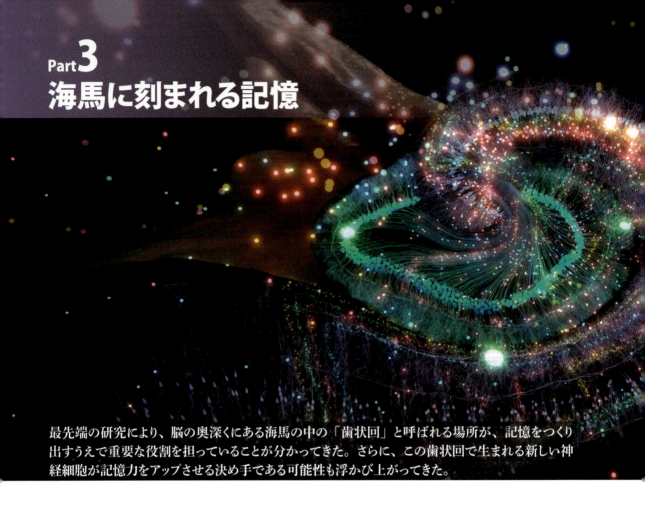

最先端の研究により、脳の奥深くにある海馬の中の「歯状回」と呼ばれる場所が、記憶をつくり出すうえで重要な役割を担っていることが分かってきた。さらに、この歯状回で生まれる新しい神経細胞が記憶力をアップさせる決め手である可能性も浮かび上がってきた。

記憶の達人スーパーレコグナイザー

今回番組では、脳の中の記憶の仕組みを探るうえで格好の人物を、イギリス・ロンドンにあるコンサート会場の入り口で取材した。ロンドン警察の元警官であるケネス・ロングさん。同じ能力を持つ仲間とともに、警察が指名手配したテロリストの顔を記憶し、群衆の中から見つけ出す仕事についている。人の顔を一度見たら二度と忘れないという並外れた能力を持つケネスさんたちは、「スーパーレコグナイザー」と呼ばれている。

スーパーレコグナイザーの能力が注目を集めるきっかけとなったのは、2011年にイギリスで起きた暴動事件だ。一部の若者が商店や車を襲い略奪を行った。このときケネスさんたちは、防

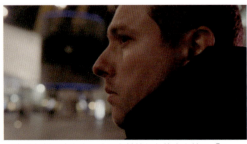

一度見た顔は忘れないという並外れた能力を持つ「スーパーレコグナイザー」のケネス・ロングさん。

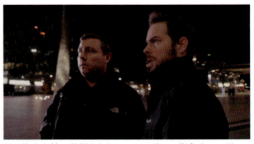

同じ能力を持つ仲間とともに、ロンドンの街角やコンサート会場の入り口などで警戒にあたっている。

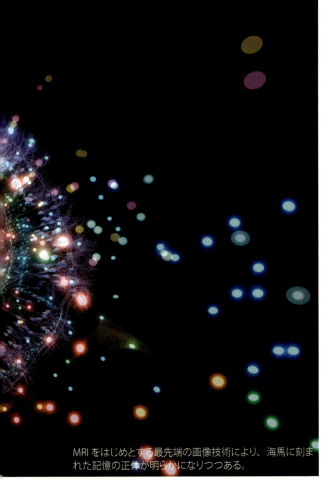

MRIをはじめとする最先端の画像技術により、海馬に刻まれた記憶の正体が明らかになりつつある。

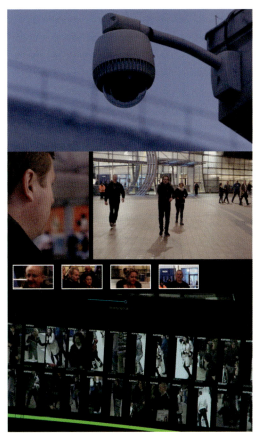

スーパーレコグナイザーは、防犯カメラの映像などから警察が指名手配したテロリストや犯人の顔を記憶する。2011年にイギリスで起きた暴動事件では、200人以上の犯人を特定し、検挙につなげた。

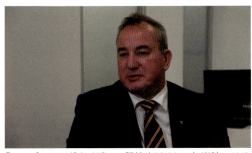

「スーパーレコグナイザーの記憶力は2011年当時、AIの顔識別技術をはるかにしのいでいた」と語る、ロンドン警察元警部のミック・ネビルさん。

犯カメラに残された映像などから200人を超える犯人を割り出し、検挙につなげた。

当時、スーパーレコグナイザー専門チームの責任者を務めていたロンドン警察元警部のミック・ネビルさんは次のように語る。

「当初、私たちは人工知能（AI）の顔識別技術が犯人捜しに役立つと期待しました。そこで防犯カメラに映ったすべての顔画像を機械にかけました。4,000人以上を照合にかけたのですが、AIが割り出すことができたのは、たった1人でした」

ケネスさんの記憶力は、一体どれくらい優れているのだろうか。

研究者の協力のもと、ケネスさんにあるテストを行った。まずケネスさんが見ているモニターに1枚の顔写真が現れる。その顔を記憶した後、次の顔写真が現れる。その2枚が同じ人物なのかどうかをケネスさんに答えてもらうというテストだ。ケネスさんのテストの結果は、40問中、37問が正解。実に9割以上の正解率だった。

この結果について、イギリス・グリニッジ大学

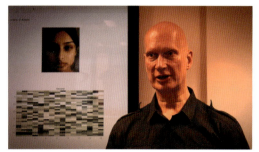
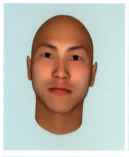
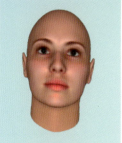
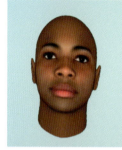
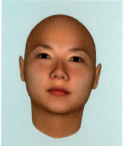

スーパーレコグナイザーについて研究しているグリニッジ大学教授のジョシュ・デイビス博士。

教授のジョシュ・デイビス博士はこう語る。「とても興味深い結果です。このテストを一般の人で行ったところ、正解率は73％でした。しかも本来は2枚の写真を同時に並べて違いを見分けてもらうテストなのですが、ケネスさんの場合は顔を記憶したうえで答えてもらいました。それにもかかわらずはるかによい成績なのですから、すばらしいです」

記憶形成時に活性化する歯状回

人の顔を記憶するとき、脳の中では一体何が起きているのか。それを探るべく、類まれな記憶力を持つケネスさんの脳をMRIで観察してみることにした。

ケネスさんには、MRIの検査を受けながら、目の前のモニターに映し出される顔写真を見て、次々と記憶していってもらった。映し出される顔写真は、数秒間表示されたらすぐに消えて、次のものが現れる。

このときのMRI画像を見ると、ケネスさんが記憶をつくり出しているときに活発に反応していたのは、脳の「歯状回」と呼ばれる、少し変わった名前の場所だった。歯状回は脳の奥深くにある海馬という器官の中にある。海馬は「タツノオトシゴ」の別名だが、脳の海馬もそれによく似た形をしていることから名づけられた。

類まれなケネスさんの記憶力。それは、この海馬の中にある歯状回の活動が極めて活発なことと関係があるのかもしれない。

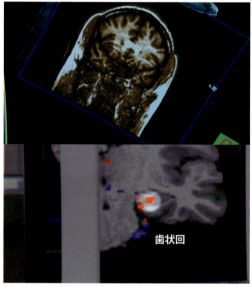

モニターの顔写真（上）を記憶しているときのケネスさんの脳をMRIで調べてみると（中）、海馬の中にある「歯状回」と呼ばれる場所が活発に反応していた（下）。
画像：カリフォルニア大学 マイケル・ヤッサ教授

では、歯状回は一体どうやって記憶をつくり出しているのだろうか。

記憶の正体は電気信号の「回路」

脳の左右に1つずつある海馬は、記憶をつくり出す場所として知られている。なかでも歯状回は海馬の入り口に位置していて、海馬へとやっ

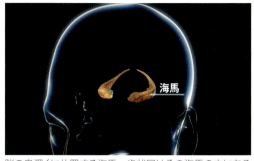
脳の奥深くに位置する海馬。歯状回はその海馬の中にある（CG）。

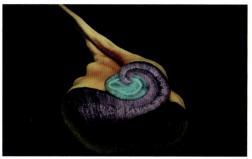
最先端の画像技術によって映像化した海馬の断面（CG）。

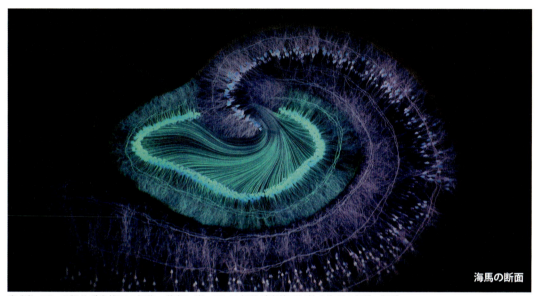

海馬の断面

青く光っている部分が歯状回の細胞。紫色に光っている部分が歯状回以外の海馬の細胞（CG）。

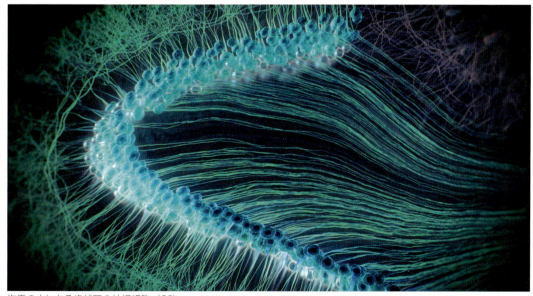
海馬の中にある歯状回の神経細胞（CG）。

て来た電気信号を最初に受け取って海馬の中へと送る役割を果たしている。

　例えば、ケネスさんの目が1つの顔を捉えると、その情報は電気信号となり、歯状回へと伝わっていく。電気信号が歯状回にたどり着くと、歯状回の細胞は電気を発生させ、その信号が海馬の中の次の神経細胞に伝達される。さらにそれが次の神経細胞へと次々にリレーされていくことで、電気信号が流れる1つの「回路」ができあがる。実は、この無数の神経細胞を経てできる電気信号の回路こそが、記憶の正体といわれている。そして、1つの回路に1つの記憶が対応すると考えられている。歯状回の細胞が、次々と入ってくる情報を異なる回路に振り分けることで、さまざまな記憶がつくり出されていると考えられるのだ。

　こうしてつくられた記憶は、数か月から数年の後に脳の表面にある大脳皮質へと移され、生涯にわたって保管されると考えられている。また、大脳皮質に蓄えられた古い記憶を呼び覚ますときにも海馬が重要な働きをしているといわれている。

　海馬で生まれる記憶が、大脳皮質にどう移されるのか、その研究も進んでいる。カナダ・トロント大学のポール・フランクランド博士はマウスの脳を観察し、記憶がつくられるときに働いている細胞の様子を撮影することに成功した。活動

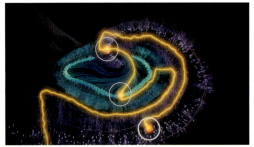

ある情報が電気信号となって歯状回にたどり着くと、歯状回の細胞によって電気信号は次々にリレーされていく。この電気信号の「回路」こそが記憶の正体といわれている。

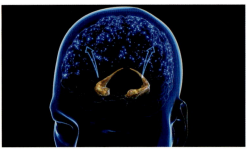

つくられた記憶はやがて脳の表面にある大脳皮質へと移され、生涯にわたって蓄えられるとされる。

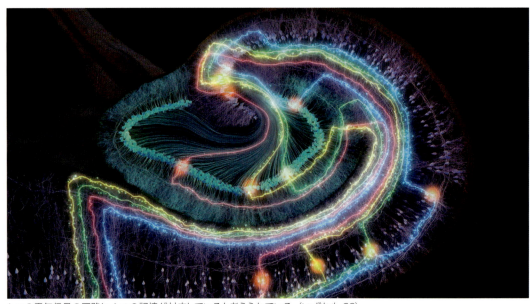

1つの電気信号の回路に1つの記憶が対応していると考えられている（いずれもCG）。

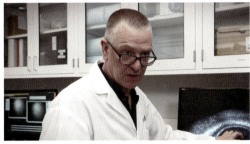

記憶がつくられるときの脳の細胞を撮影することに成功した、トロント大学のポール・フランクランド博士。

している細胞だけが光る特殊な方法で撮影したところ、記憶がつくられるとき、歯状回の細胞が活発に働いている様子が捉えられた。興味深いことに、歯状回から遠く離れた脳の表面にある大脳皮質も同時に光っていた。これにより、海馬で記憶がつくられる早い段階から、大脳皮質の細胞も同時に活動を始めている可能性が浮かび上がってきた。

フランクランド博士は「この研究結果から、歯状回の細胞が活動して記憶をつくり出しているとき、大脳皮質の細胞でも何かが起きていることが示されました。記憶がつくられるとき、大脳皮質の細胞たちは早くも活動を始めており、時とともにその役割が増していくのではないかと考えています」と語っている。

覆された脳科学の「ドグマ」

こうして見てくると、海馬にある歯状回の活動を活発にさせれば、記憶力アップにつながるのではないかという可能性が浮かび上がってくる。

それを裏付けるヒントも最先端の研究によって明らかになってきた。

脳に1,000億ほどあるといわれる神経細胞。実はこの神経細胞に関して、1世紀近くにわたって脳科学の世界を支配していた1つの「ドグマ（独断的な説・意見）」があった。それは、「大人の脳では、新たな神経細胞は決して生まれない」という考えだ。このドグマの起源は、近代脳科学の礎を築き上げたスペインの神経科学者、ラモン・カハール博士（1852～1934年、1906年にノーベル医学・生理学賞を受賞）の研究にあった。人間の脳をくまなく調べたカハール博士は、細胞が常に生まれ続けている他の臓器と違い、脳には生まれたばかりの未発達な神経細胞が見当たらないことから「脳では新たな神経細胞は生まれない」と考え、それがドグマとなって受け継がれてきたのだ。

ところが1998年、このドグマを真っ向から否定する研究が現れた。脳の中にはごく例外的に神経細胞が生まれ続けている場所があることが発見されたのだ。その発見を発表し世界に衝撃を与えたのは、アメリカ・サンディエゴにあるソーク研究所教授のフレッド・ゲージ博士の研究グループだ。記憶の研究を長年続けているゲージ博士らは、がん細胞の増殖の程度を調べるためがん患者が脳に注入するマーカーに注目した。患者の協力を得て、死亡後に患者の脳細胞を調べたところ、健康な神経細胞の中にも新たに増殖しているものがあることを発見したのだ。

ソーク研究所（アメリカ）。カリフォルニア州サンディエゴに位置し、ノーベル賞受賞者を数多く輩出している。

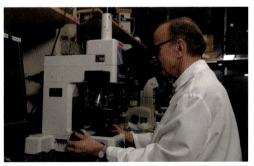

長年にわたり記憶の謎を追い続けているソーク研究所教授のフレッド・ゲージ博士。

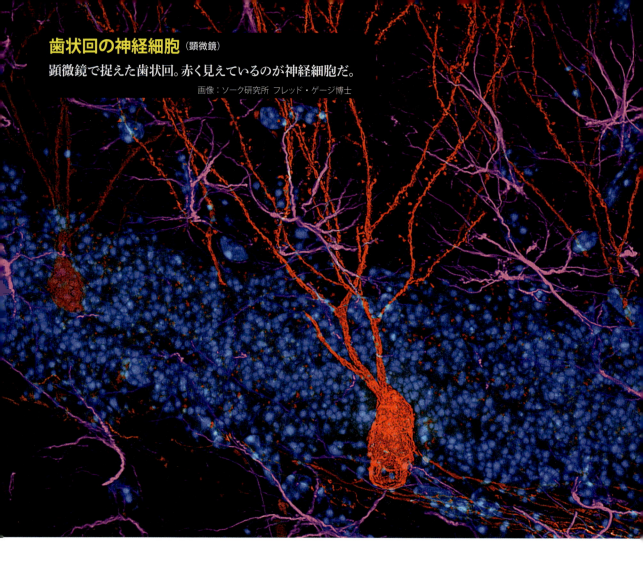

歯状回の神経細胞（顕微鏡）
顕微鏡で捉えた歯状回。赤く見えているのが神経細胞だ。

画像：ソーク研究所 フレッド・ゲージ博士

　新たに生まれた神経細胞が見つかった場所は、それまでほとんど注目されてこなかった歯状回だった。

　その後、研究が世界中で行われていき、海馬の歯状回で神経細胞の新生が起きているということは、広く認められる考え方となった。ドグマは覆されたのだ。

　そしてこの歯状回で生まれる新しい神経細胞が、記憶力をアップさせる決め手になる可能性が指摘され始めている。「生まれたばかりの神経細胞はとても敏感ですぐに電気信号を発生させるため、わずかな刺激にも反応します。それまでは電気信号の通っていなかった場所に、全く新しい回路を次々とつくり出していけるのです。

つまり、生まれたばかりの新しい神経細胞があればあるほど、私たちは記憶力を高めていけるのです」とゲージ博士は説明する。

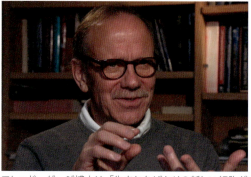

フレッド・ゲージ博士は「生まれたばかりの新しい細胞があるほど記憶力は高まる」という。

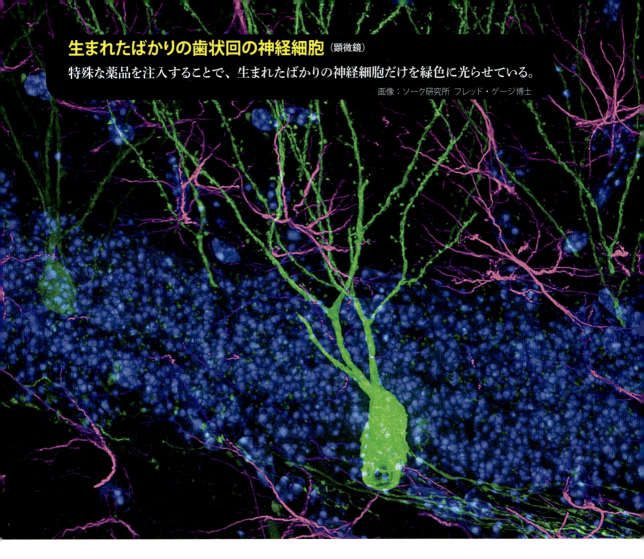

生まれたばかりの歯状回の神経細胞（顕微鏡）
特殊な薬品を注入することで、生まれたばかりの神経細胞だけを緑色に光らせている。

画像：ソーク研究所 フレッド・ゲージ博士

歯状回で生まれ続ける神経細胞

　さらに最近、スウェーデン・カロリンスカ研究所教授のヨーナス・フリゼン博士の研究グループによって、歯状回における神経細胞の新生に関して驚くべき発見がもたらされた。その発見において重要な役割を果たしたのは、同国のウプサラ大学にある「質量分析加速器」だ。この装置では、放射性炭素を測定することで、細胞がいつ生まれたかを正確に割り出すことができる。

　フリゼン博士らが、質量分析加速器を使って大人の海馬の歯状回の神経細胞を調べたところ、1つの海馬あたり1日におよそ700個、両方で1,400個もの神経細胞が生まれているのではないかと考えられることが分かった。また、なんと90歳の人の歯状回でも、神経細胞が盛んに生まれていることも確認されたという。

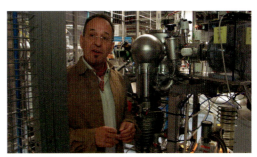

スウェーデン・ウプサラ大学にある質量分析加速器。この装置を使って人間の脳の細胞を分析すると、それがいつ生まれたのかシミュレートすることができる。

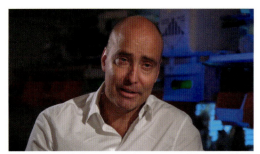

健康な人間の歯状回では90歳になっても神経細胞が新生していることを突き止めた、カロリンスカ研究所教授のヨーナス・フリゼン博士。

フリゼン博士は、「本当に驚きでした。マウスでは年をとると歯状回で新しく生まれる細胞の数は急激に減っていくのですが、人間ではそれが起きていなかったのです」と振り返る。「記憶をつくり出し整理する機能を持った海馬で新しい細胞が生まれ続けているという事実は、人間が年をとっても高い認知機能を維持できるよう人間の脳が進化したためではないか。そう私たちは考えています」と語る。

歯状回で毎日生まれている新しい神経細胞たち。これらの細胞があるおかげで海馬では次々と新しい回路が生まれ、私たちは新たな記憶を生み出し続けることができているかもしれないのだ。

細かな違いを見分けて、記憶する

なぜこの歯状回で例外的に神経細胞が生まれ続けているのか、ゲージ博士らの発見を機に歯状回についての研究が大きく進み、記憶の謎が次第に明らかになってきている。

現在の脳科学では、歯状回で新しく生まれる神経細胞の主な役割は「細かな違いを見分けて、それを記憶すること（パターン分離）」にあると考えられている。

アメリカ・カリフォルニア大学サンフランシスコ校（UCSF）准教授のメイゼン・キアベック博士は、人間と同じく歯状回で新しい神経細胞が生まれているマウスの脳を観察することで、そのメカニズムを探り続けている。

キアベック博士は「マウスの歯状回で新しく生まれる神経細胞は、周りの環境のささいな変化に敏感に反応することが分かっています。さらに特殊な方法を使って新しく生まれた神経細胞の働きを阻害すると、そのマウスを新しい場所に移動させても、それまでの環境との違いを区別できなくなるのです。人間でも同じことがいえると私は考えています」と指摘する。

駐車場に車を停めたとき、一体どこに停めたのか、私たちは正確に覚えていられる。いつも利用している駐車場で、いつもとは微妙に違う場所に車を停めたときでも、私たちはそのささいな違いを認識し、記憶することができる。それは「歯状回の細胞のおかげであると考えられるのです」とキアベック博士は話す。

五感全体でつくられる記憶

歯状回の「細かな違いを見分けて、それを記憶する」という機能が働くのは、目から入ってくる「視覚情報」に対してだけではない。人間の脳の歯状回がどのようなときに反応するのかをMRIを使って調べてきたアメリカ・カリフォルニア大学アーバイン校（UCI）准教授のマイケル・ヤッサ博士は、「視覚」に加えて「聴覚」「嗅覚」「触覚」「味覚」など、五感を通して私たちの脳に入ってくるあらゆる情報に歯状回は反応すると考えている。

「既に記憶にある情報と微妙に異なる情報が脳に入ってきたとき、歯状回は活性化します。パターン分離をして、似ているけれど同一ではない経験を今度は新しい別の記憶として生み出しているのです」とヤッサ博士は説明する。

食べ物の匂いや味、音楽のメロディーなど、記憶にあるものとは微妙に違ったものに遭遇したとき、歯状回が活発に働き出すというわけだ。

「例えばコーヒーを飲むという行為は、歯状回で生まれる新しい神経細胞なしには楽しめません。なぜなら、見た目だけでなく、匂い、味などさまざまな要素が混ざり合っているからで

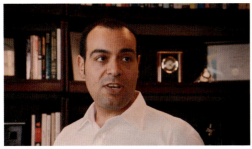

カリフォルニア大学アーバイン校准教授のマイケル・ヤッサ博士は、視覚だけでなく他の五感から入ってくる信号と歯状回の働きとの関係を研究している。

す。新しい豆を挽いてコーヒーをいれてみるとします。歯状回で新たに生まれる神経細胞がそのわずかな違いを敏感に探知してくれるおかげで、私たちはコーヒーを1杯飲むたびに、以前に飲んだ1杯との違いを細かく記憶できるのです」とヤッサ博士はいう。

記憶に加え忘却もコントロール

歯状回で新しく生まれる神経細胞はさらに、忘れること(忘却)にも関係している可能性が指摘されている。記憶がつくられるときに働いている細胞の様子を撮影することに成功したフランクランド博士によれば、そのメカニズムは次のようなものだ。

新しい神経細胞が海馬の中に生まれると、新しい神経細胞の結合が古いものと置き換わったりする。すると記憶の回路が変わり、古い情報へのアクセスが難しくなってくる。それが忘却の仕組みの1つではないかと考えられている。新しい神経細胞の発生は記憶を逆方向に戻す、つまり海馬に保存されていた情報を消すという役割も果たしているのかもしれないのだ。

「脳の領域ごとに記憶に関する仕事の分担があり、海馬に比べ大脳皮質は忘却があまり活発ではありません。重要性の低い情報を取り除いたりするプロセス全体に海馬が関係しているのかもしれません」とフランクランド博士は話す。

この忘却の機能については、富山大学大学院医学薬学研究部の井ノ口 馨博士らの研究も興味深い。

井ノ口博士らはマウスに強い電気信号を与えて恐怖を記憶させ、それが忘却される仕組みを調べた。すると、海馬の歯状回における神経細胞の新生の程度によって、恐怖の記憶が海馬から消え去るスピードに差があることが明らかになった。

つまり、歯状回が健康で神経細胞がきちんと新生されていれば恐怖記憶が薄れていくが、新生が少なくなると回路が混乱し、トラウマ記憶が原因となる心的外傷後ストレス障害(PTSD)などの精神疾患を引き起こすのではないかというわけだ。

記憶する機能だけでなく、忘れる機能の面でも、海馬や歯状回はとても重要な働きをしていると考えられる。その神秘的な存在が、研究者たちを惹きつけている。

インスリンが脳に働き、記憶を増やす

では、一体どうすれば新しい神経細胞を歯状回で増やすことができるのだろうか。実は、カギを握っていたのは、全身の臓器が脳に向けて送っている「メッセージ物質」だった。

既に説明したように、脳もまた、他の臓器からメッセージを受け取っている。例えば、運動を

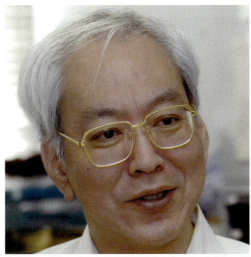

歯状回で新たに生まれる神経細胞と"忘れること"との関係を研究している富山大学大学院医学薬学研究部の井ノ口馨博士。

したときに筋肉の細胞から出る「カテプシンB」というメッセージ物質は、脳に届くことによって歯状回で新しく生まれる神経細胞を増やす働きがあると考えられている。つまり、カテプシンBは脳に「記憶力をアップせよ！」というメッセージを伝えている可能性があるのだ。

さらに、食事をしたときにすい臓から出される「インスリン」も、「記憶力をアップせよ！」というメッセージを脳に伝えているという。

長年、インスリンと記憶の関係を研究してきたアメリカ・サウスカロライナ大学教授のローレンス・リーガン博士によれば、インスリンが脳に「届いているとき」と「届いていないとき」とで歯状回における神経細胞の成長を比べたところ、届いていないときには歯状回の細胞の成長が格段に落ちることが確認されたという。

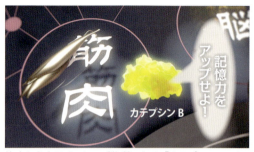

筋肉から出るメッセージ物質である「カテプシンB」も、歯状回で新しく生まれる細胞を増やす働きがあることが確認されている。

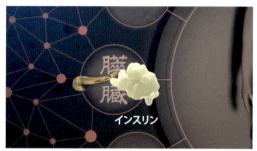

食事をしたときにすい臓から出るメッセージ物質「インスリン」は、脳に「記憶力をアップせよ！」というメッセージを伝えている可能性がある。

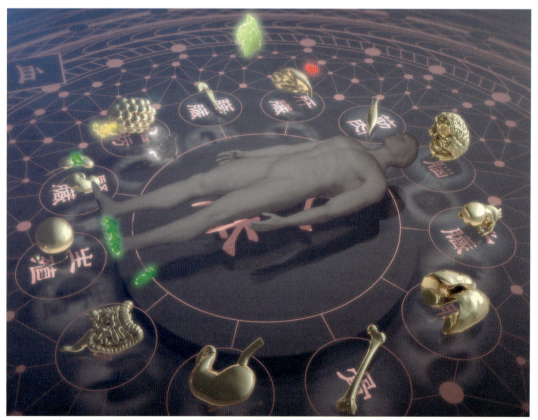

記憶力アップのカギを握るのは、全身のさまざまな臓器が脳に向けて送るメッセージ物質だった。

歯状回における神経細胞の成長とインスリンの関係（顕微鏡）

インスリンあり　　　　インスリンなし

歯状回における神経細胞の成長は、インスリンが脳に「届いているとき」と「届いていないとき」とで差が出る可能性が指摘されている。インスリンが届いているとき、歯状回の細胞は大きく成長していた。　　　画像：ローレンス リーガン博士

　リーガン博士は、「血中のインスリン濃度が低い２型糖尿病の患者では認知機能や記憶機能に障害が出ることが分かっています。これは、海馬の中でのインスリンの働きが低下しているためではないかと考えられています。インスリンが海馬で十分に働かないと新しい神経細胞の減少を招くという事実と考え合わせると、インスリンが記憶の形成に大きな影響を及ぼしていると推察されます」との見方を示す。

　さらにリーガン博士は、インスリンと歯状回とが深い関係にあるのは、記憶が進化してきた経緯と無縁ではないと考えている。

　「私たちの脳を進化的な観点から考えた場合、食べ物を摂取したときに血中に出るインスリンが記憶力をアップさせるというのは、手に入れた食料の情報を記憶することの大切さを考えると理にかなっています。私たちの祖先は、現在と違い、いつでも食べたいものが食べられる環境にはなかった。そのため、『ここが食料を手に入れた場所だ』と記憶することは、何よりも大事なことだったと考えられるのです」

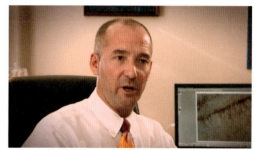

インスリンと海馬と記憶との関係を研究しているサウスカロライナ大学教授のローレンス・リーガン博士。

メッセージ物質の力で、記憶力アップ！

　それにしても、記憶を生み出す歯状回の細胞が、体からのメッセージ物質によって新しく生まれ、成長を促されるとは、まさに人体ネットワークの驚異といえるだろう。脳は、体全体と密接に結びついて初めてうまく機能する臓器なのだ。バランスのとれた食生活を心掛けることですい臓を健康に保つ。そして体を動かして筋肉を鍛える。こういった一見、脳とは直接関係がなさそうな生活上の心掛けや活動こそが、記憶力アップの秘訣なのかもしれない。

歯状回が記憶をつくり出す仕組み1 (CG)

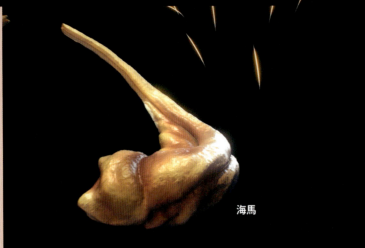

1.
五感からの刺激や、脳の中で生み出された情報は、電気信号となり、記憶を司る器官である海馬を目指す。

海馬

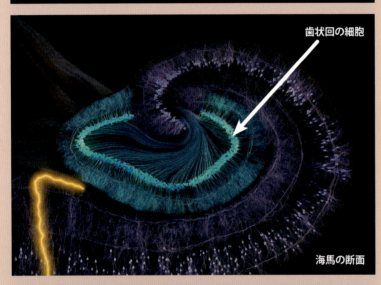

歯状回の細胞

海馬の断面

2.
海馬へやって来た電気信号を最初に受け取るのが、海馬の入り口にある「歯状回」という場所。電気信号は神経細胞を伝って歯状回へとやって来る。青く光って並んでいるのが歯状回の細胞。

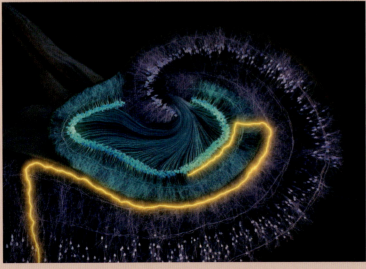

3.
糸のように細長い神経細胞の軸索を伝って、電気信号が歯状回にたどり着いた。

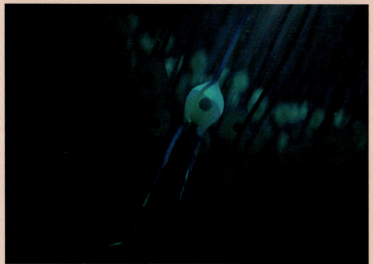

4.
歯状回の細胞を拡大すると——。

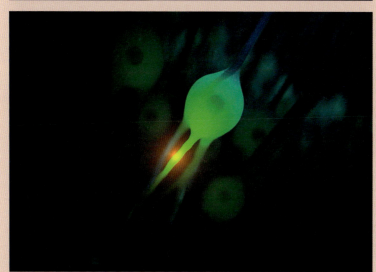

5.
電気信号を受け取った歯状回の細胞は活性化し始める。

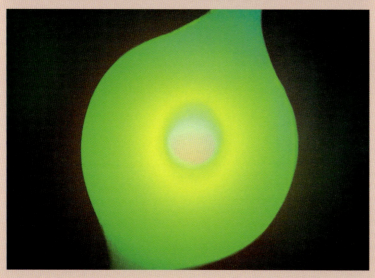

6.
そして、歯状回の細胞は電気を発生させ——。

歯状回が記憶をつくり出す仕組み 2 (CG)

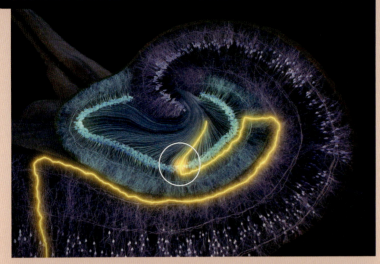

7.
それが、次の細胞へと伝わっていく。

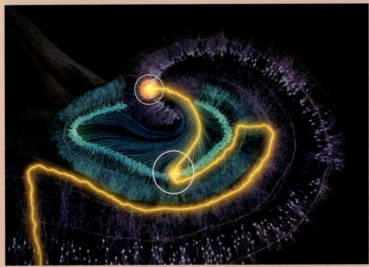

8.
次々と細胞をリレーされていく電気信号。

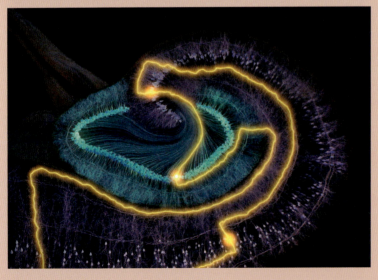

9.
こうして電気信号が流れる1つの回路ができあがる。この電気信号の回路こそが記憶の正体といわれている。

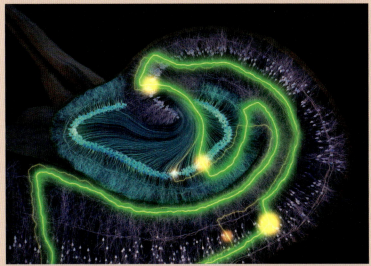

10.
1つの電気信号の回路に、1つの記憶が対応すると考えられている。

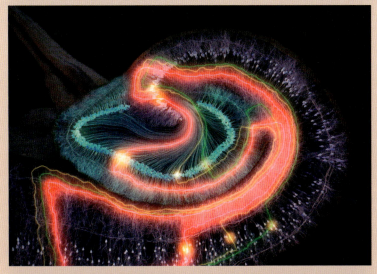

11.
つまり、別の記憶は別の電気信号の回路をたどることになる。

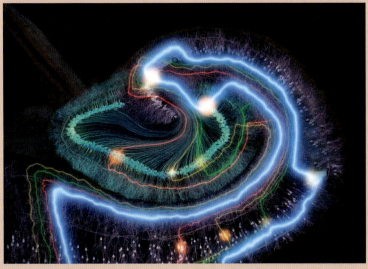

12.
歯状回の細胞には、次々と入ってくる情報を異なる回路に振り分けていく働きがある。

歯状回が記憶をつくり出す仕組み 3 (CG)

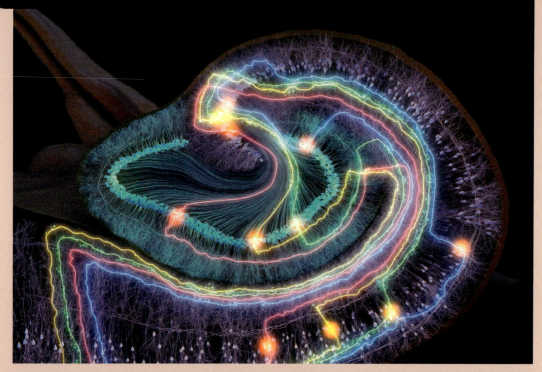

13. こうして、さまざまな記憶がつくり出されていくのだ。

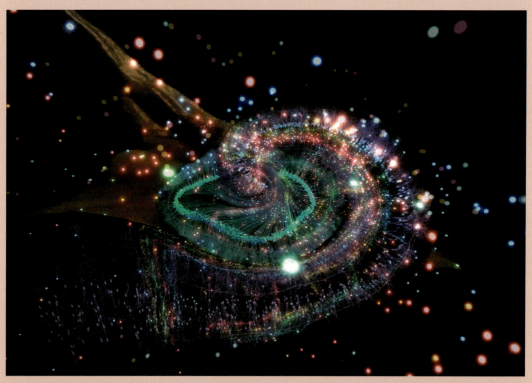

14. 海馬の中の記憶は数か月から数年のうちに海馬から消え、代わりに別の場所に蓄えられるようになっていく。

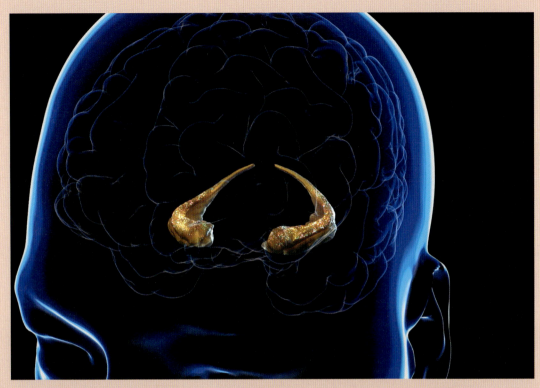
15. 記憶が移される先は脳の表面にある大脳皮質という場所だ。

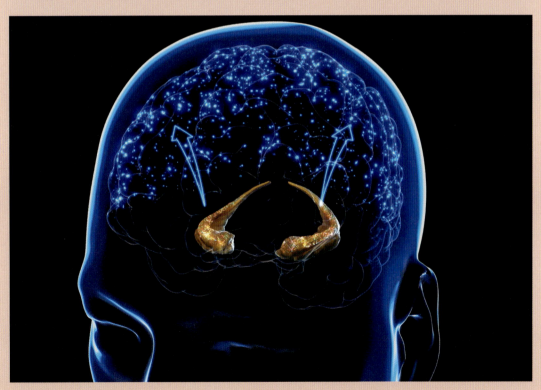
16. 大脳皮質へと移された記憶は、生涯にわたって蓄えられると考えられている。

海馬の断面 (CG)

記憶力、それは海馬の中にある歯状回の活動が活発なことと関係がある。新しい記憶を次々とつくり出していけるのも、歯状回のおかげではないかと考えられるようになっている。

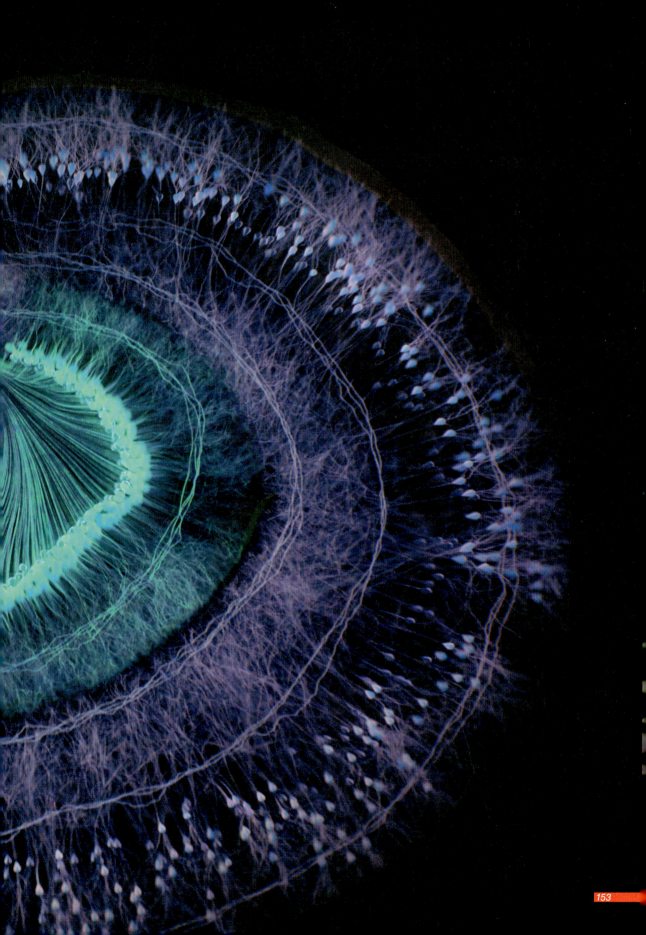

3Dゲームで記憶力が向上!?

記憶力向上のカギを握るとされる海馬の歯状回。そこを刺激することで記憶力をアップさせようという驚きの研究がある。それはテレビゲームを用いたものだ。なかでも複雑な空間把握が求められる3Dゲームが効果的だと脳科学者は語る。

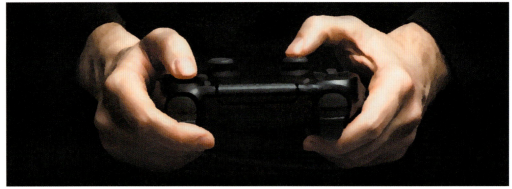

画像：Shutterstock

ゲームの中の驚くほど豊かな世界

　海馬の歯状回で神経細胞が新しく生まれ続けているからこそ、私たちは日々のさまざまな経験をこと細かに記憶することができると考えられる。マウスを用いた実験からは、歯状回で神経細胞の新生を盛んにするには、運動をすることに加え、たくさんの「刺激」がある環境にいることが重要だという可能性も浮かび上がってきている。

　カリフォルニア大学アーバイン校准教授のマイケル・ヤッサ博士が強調するように、歯状回は「視覚」のみならず、「聴覚」「嗅覚」「触覚」「味覚」など、五感を通して私たちの脳に入ってくる情報すべてに反応すると考えられている。

　ヤッサ博士とともに歯状回の働きを調べている、カリフォルニア大学アーバイン校教授のクレイグ・スターク博士は、「たくさんの刺激のある環境」を手軽に体験するには、テレビゲームが活用できると考えている。

　スターク博士は、「刺激がある環境に身を置くために私たちは何ができるでしょうか。『みんな世界中を旅するべきだよ！』と考える人もいるかもしれません。それもよいでしょうけど、実際には数か月ごとに世界旅行に出かける経済力を誰もが持っているわけではありません。ところが、現代にはそれを実現してくれる便利なものがあります。それはテレビゲームです」と話し、さらにこう指摘する。

　「なかでも複雑な3Dゲームが効果的です。細やかなつくり込みがされている3Dゲームの中には驚くほど豊かな世界が用意されています。才能あるアーティストやエンジニアが集まって、多額の開発費を投じてつくり上げられた3Dゲームの中にはすばらしい体験が準備されているのです」

　スターク博士の研究チームは、普段コンピュータゲームをしない大学生たちを対象に、3Dゲームをプレイする場合とプレイしない場合とで、細かな違いを見分けて記憶する力がどのように変化するかを調べた。その結果、3Dゲームをプレイしたグループでは、記憶力が向上するという結果が出た。

2Dゲーム vs 3Dゲーム

　スターク博士らが行った実験は次のようなものだ。まず、69人の大学生を、2Dゲーム[※1]を2週間

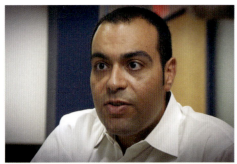

マイケル・ヤッサ博士

（毎日30分）プレイするグループ、3Dゲーム※2を2週間（毎日30分）プレイするグループ、2週間全くゲームをしないグループ、の3つに分けた。

※1：「アングリー・バード」。スマートフォンで楽しむ比較的単純な2Dゲーム。
※2：「スーパーマリオ3Dワールド」。任天堂のゲーム専用機「Wii U」向け3Dゲーム。

そして、それぞれに「MST」と呼ばれる記憶力のテストを行った。これは、一定時間内に128枚の図（絵柄）を見せて記憶してもらい、その後、同じ図64枚、似た図64枚、全く別の図64枚を見せて、最初に見せた図かどうかを判別してもらうというものだ。

この記憶力テストを、ゲームに取り組む前、実験終了直後（2週間ゲームをプレイした後）、さらに実験終了から2週間後の3回行った。ゲームをプレイしないグループも同様に2週間おきに3回行った。

スターク博士は「歯状回で新しく生まれる神経細胞の主な役割は"細かな違いを見分けて、それを記憶すること"、いわゆるパターン分離であることから、この図（絵柄）を記憶するテストを考えつきました。非常にシンプルですが、多くの実験を重ね、この記憶力テストが海馬の歯状回の働きに

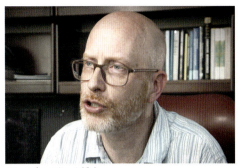

クレイグ・スターク博士

見事に反応し、正確で信頼性のあるものであることが分かっています」と話す。

3Dゲームは海馬を刺激する

実験の結果は、興味深いものだった。ゲームをプレイしなかったグループと、2Dゲームをプレイしたグループでは実験前後で記憶力テストのスコアに変化は認められなかったが、3Dゲームをプレイしたグループでは、12%近くスコアが向上したのだ。

スターク博士はこの結果について、「3次元の細部までつくり込まれた3Dゲームは、空間情報が多く複雑なため、脳の中で海馬を刺激し、記憶力テストの結果がよくなるのではないかと考えられます。そのことは、認知症や精神的な疾患、あるいは加齢などで海馬の機能に影響が出るような問題を抱えていたとしても、記憶力の改善につながる対策をとることができる可能性を示唆しています。しかも、それはコントローラーを握ってゲームをプレイする程度の、シンプルなトレーニングで済むかもしれないのです」。

スターク博士らは次のステップとして、もっと年齢の高い人々や認知症の患者に対して、3Dゲームがどのような効果をもたらすかの検証も進めている。

3Dゲームが記憶力に及ぼす影響

ゲームをしないグループ、2Dゲームをプレイするグループ、3Dゲームをプレイするグループに分けて記憶力テストを実施した。その結果、2週間（毎日30分）3Dゲームをプレイしたグループでのみ記憶力が向上した。

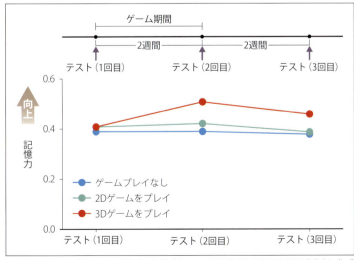

Clemenson GD, Stark CE: J Neurosci. 2015; 35: 16116-16125 をもとに作成

Part 4 認知症撲滅作戦

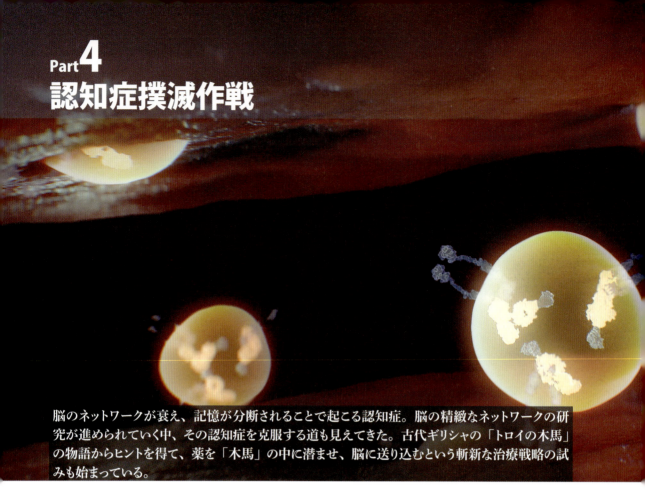

脳のネットワークが衰え、記憶が分断されることで起こる認知症。脳の精緻なネットワークの研究が進められていく中、その認知症を克服する道も見えてきた。古代ギリシャの「トロイの木馬」の物語からヒントを得て、薬を「木馬」の中に潜ませ、脳に送り込むという斬新な治療戦略の試みも始まっている。

薬を通さない脳血管の特別な関門

　長い人生を通して私たちの脳の中に築かれていく記憶のネットワーク。それがむしばまれることで引き起こされる病気が認知症だ。認知症の原因はさまざまだが、最も患者数が多いのがアルツハイマー病で、世界各国の研究者が治療薬の開発にしのぎを削っている。アルツハイマー病は、一説によれば「アミロイドβ」というたんぱく質が脳にたまり、神経細胞を壊すことで起こると考えられている。このアミロイドβを分解する薬を脳に送り込むことでアルツハイマー病の進行を食い止めようと、これまでも多くの薬がつくられてきたが、いつも大きな難題が立ちはだかっていた。薬を投与しても、脳の神経細胞にまで届いている形跡が見られないのだ。

　これまでその理由に関しては、さまざまな可能性が取り沙汰されてきたが、現在ではその有力な仮説として、脳の血管の特別な仕組みに原因があるのではないかと考えられている。通常、点滴や錠剤などを介して血液中に溶け込んだ薬の物質は、血液の流れに乗ってターゲットとする臓器へと移動し、血管からしみ出して臓器の内部へ届けられる。それが可能なのは、血管の壁に薬が通れるだけのすき間が開いているからだ。

　一方、脳の血管の壁の細胞は、互いに強く結合しているためほとんどすき間がなく、薬が通り抜けることができない。このような脳の血管の仕組みは「血液脳関門」と呼ばれている。英語では Blood-Brain Barrier、文字通り脳を血液から守るバリアーだ。血液脳関門を突破して脳に届き、アミロイドβを分解できる薬は、まだ医療の現場に登場していない。

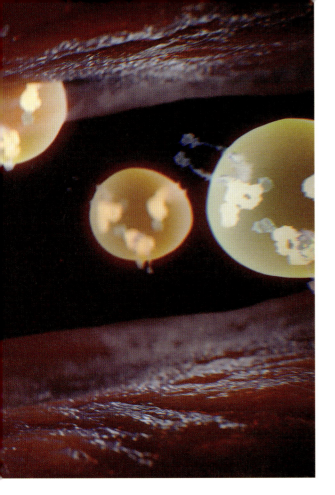

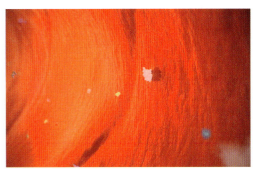

「血液脳関門」という脳の血管の特別な仕組みにより、薬を投与しても脳の神経細胞には届かない。そのことが、アルツハイマー病の治療薬を開発する研究者たちを悩ませてきた（CG）。

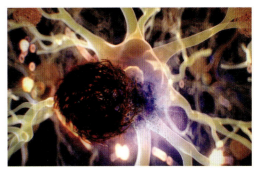

神経細胞を破壊するたんぱく質「アミロイドβ」（CG）。

なぜ、脳の血管だけに、物質の侵入を簡単には許さない特別な仕組みがあるのだろうか。

それは、私たちの脳の中で、さまざまなメッセージ物質がやりとりされていることと関係がある。

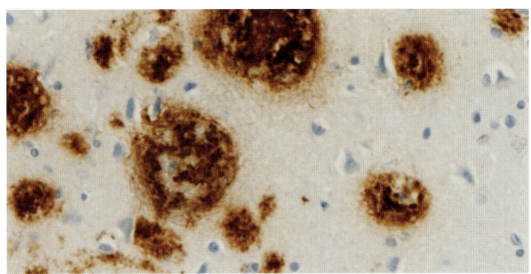

茶色い物質がアミロイドβ。一説では、このアミロイドβが脳にたまることを引き金に、アルツハイマー病が発症すると考えられている。

画像：東京都健康長寿医療センター 村山繁雄博士

もし脳の中に、血液の中を行き交う他の臓器からのメッセージ物質が際限なく流れ込めば、脳は大混乱に陥り、神経細胞の働きに支障をきたすだろう。つまり、血液脳関門は脳に必要な物質を血液中から選んで渡し、逆に脳内でできた不要な物質を血液中に排出するという、脳の働きを健全に保つ重要な役割を担っているのだ。

そのため、メッセージ物質の中でも脳の血管の壁を突破することが許されているのはごく一部、特別な役割を持つ物質に限られている。

例えば、すい臓から分泌される「インスリン」はその1つだ。インスリンはPart 3でも紹介したように、「記憶力をアップせよ!」というメッセージを脳に伝え、海馬の歯状回の神経細胞を増やすという役割が指摘されている。さらに、インスリンが不足したり働きが不十分な場合は、認知機能や記憶機能に障害が出ることも分かっている。脳にとって欠かせない物質だからこそ、血液脳関門の通過を許されていると考えられている。

血液脳関門は脳を守るという点では役立つものの、薬を脳に届けようとするうえでは逆に大きな妨げになってしまうという、ある意味「諸刃の剣」となっているのだ。

脳内に薬を届ける新たな仕組み

いま、この血液脳関門を通り抜ける薬をどうやってつくり出すのか、脳の病気を診る臨床医や、製薬企業の研究者から大きな注目が集まっている。

この難問のブレイクスルーに最も近いのではないかとされるのが、血液脳関門の研究に生涯を捧げてきたアメリカ・カリフォルニア大学ロサンゼルス校(UCLA)名誉教授のウィリアム・パードリッジ博士だ。15年前にベンチャー企業を設立し、血液脳関門を突破する新薬の開発の指揮を執っている。この薬を開発するうえでパードリッジ博士が着目したのが、脳の血管の関門を通ることを許されている数少ないメッセージ物質

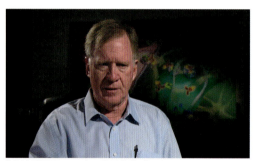

「血液脳関門」研究の世界的権威である、カリフォルニア大学ロサンゼルス校名誉教授のウィリアム・パードリッジ博士。

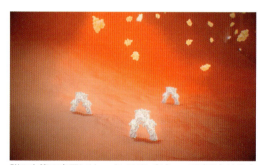

脳の血管の表面には、インスリンをキャッチするための小さな突起がある(CG)。

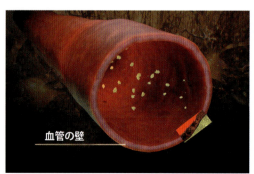

脳の血管の壁を通過できるのは、メッセージ物質の中でも、ごく一部の限られた物質だけだ(CG)。

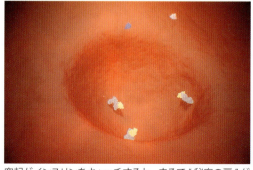

突起がインスリンをキャッチすると、まるで"秘密の扉"が開くように血管の壁は陥没し始める(CG)。

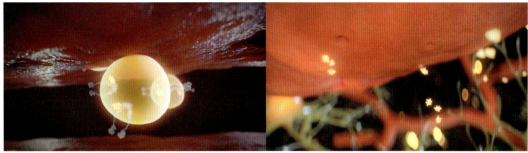

インスリンはカプセル状の膜に包まれ、血管の壁を通り抜けていく（CG）。

の1つである、インスリンだった。

パードリッジ博士はまず、血液脳関門を形づくっている脳の毛細血管を分離し、この毛細血管の中にどんな運搬機能があるのかを徹底的に調べた。そして、血管の内側の壁にはインスリンにくっつく小さな突起があることを突き止め、血液脳関門を突破する仕組みを解き明かした。

インスリンが血液脳関門を通り抜ける仕組みは次のようなものだ。

すい臓から分泌されたインスリンは、血液の流れに乗って脳の血管に到達する。血管の壁にはインスリンが通り抜けられるようなすき間は見当たらない。ところが、血管の表面にある小さな突起にインスリンがくっついた途端、まるで"秘密の扉"が開くように血管の壁が陥没し始める。すると、インスリンはカプセルのような薄い膜に包まれ、血管の壁を突破し、脳内へと届けられる。この小さな突起が、インスリンを脳に送り込むカギを握っていたのだ。

パードリッジ博士は、この突起にくっつく物質をつくり出し、それに薬を結合させて血液脳関門を通過させる戦略を思いついた。「私たちは、これを"トロイの木馬作戦"と名づけることにしました。これまでにない全く新しい方法で、薬を脳の中まで運んでもらおうと考えたのです」とパードリッジ博士は話す。

トロイの木馬のエピソードは、ギリシャ神話に登場する。「トロイア」という国と戦争をしていた古代ギリシャが、兵士を潜ませた巨大な木馬を敵の城内に送り込んで城を陥落させ、トロイアを滅亡させる決め手となった。薬がカプセルのような膜に包まれて脳内へと送り込まれる様子を、木馬に潜んで城内に送り込まれた兵士に例えた訳だ。

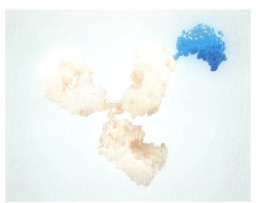

パードリッジ博士らが考えたのは、インスリンを受け止める突起にくっつく性質のある物質（クリーム色）に、薬（青色）を合体させ、脳へ送り込もうという作戦だ（CG）。

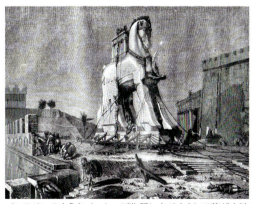

インスリンのようなメッセージ物質になりすまして薬が血液脳関門を通れるようにしようという作戦は、古代ギリシャの物語である「トロイの木馬」になぞらえた。

画像：Shutterstook

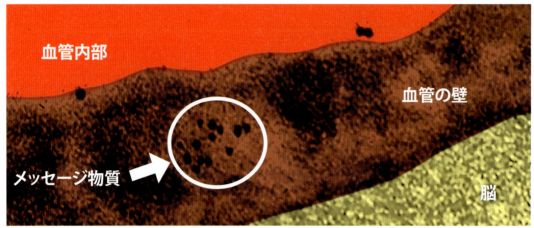

メッセージ物質（中央の黒い粒）が血管の壁を越えて、血管の中から脳へと向かう様子を捉えた写真。パードリッジ博士らが1985年に撮影に成功した。

画像（上下）：ウィリアム・パードリッジ博士

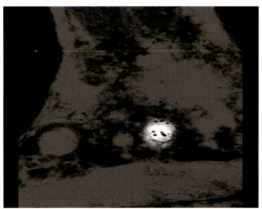 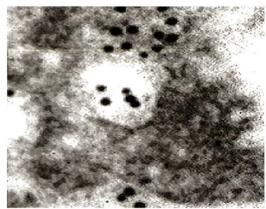

カプセルのような薄い膜に包まれたメッセージ物質が、血管の壁を通り抜ける瞬間が映し出されている。

ハーラー病の子どもを救え！

　パードリッジ博士が編み出したこの"トロイの木馬"作戦は、博士らが「認知症の新薬を開発するための第一歩」と位置づける臨床試験で既に実行に移されている。

　番組で取材した2017年10月、その臨床試験が、南米・ブラジルの南部にあるポルトアレグレという街で行われていた。週に一度、街の中心にある大学病院には3歳から16歳までの子どもたちが、母親に連れられて次々とやって来ていた。「グリコサミノグリカン（GAG）」と呼ばれる物質が細胞の中にたまることで引き起こされる難病、「ハーラー病」を患う子どもたちだ。

　ハーラー病は「ライソゾーム病」といわれる病気の一種である。ライソゾーム病とは細胞内にある小器官ライソゾームに関連した酵素が欠損しているために、分解されるべき物質が老廃物として体内に蓄積してしまう、先天性の病気の総称だ。日本でもハーラー病など31種類のライソゾーム病が難病の指定を受けている。

　ハーラー病では、脳の神経細胞にGAGが蓄積し、認知機能や運動機能に大きな障害が出る。通常、人間の細胞にはこのGAGを分解する酵素があるが、ごくまれに、生まれつきこの酵素の働きが不十分だったり、酵素自体を持たずに生まれたりする子どもたちがいる。ポルトアレグレの病院に通う子どもたちは、脳の中にたまったこのGAGを分解する薬の点滴を受けていたのだ。

今回、取材した子どもたちの中で、ひときわ症状が重かったのが、10歳のルイス・オリベイラ君。軽症な子どもであれば、認知能力や運動能力に問題があっても基本的な日常生活であれば可能な場合があるが、ルイス君は母親の助けなしには日常生活を送ることができない。10歳となった現在も、自分の足で歩いたり、はっきりとした言葉で会話を交わしたりすることもままならない。

母親のゴレテさんは、およそ1,000キロメートル離れたサンパウロ州の自宅に夫と19歳の長男を残し、ポルトアレグレ市内の狭いアパートホテルに滞在しながら、ルイス君の治療に付き添っていた。

「これまでさまざまな治療法を試してきましたが、症状は全くよくなりませんでした。この新しい薬だけが、私たちに残された希望なのです」と、ゴレテさんは話す。

これまでハーラー病の患者の中には10歳前後で命を落とすケースも少なくなかった。従来の薬では脳の血管にある血液脳関門を突破することができなかったからだ。

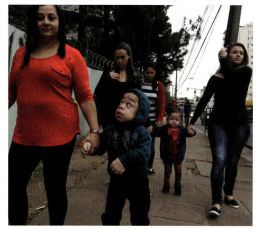

GAGと呼ばれる物質が細胞にたまる難病「ハーラー病」を患うルイス・オリベイラ君。

血液脳関門を突破するプロジェクト

このポルトアレグレで行われている新薬の臨床試験は、アメリカの保健省の指導の下、1年半にわたって続けられてきた。取材当時、臨床試験に参加しているハーラー病の子どもたちは全部で11人いたが、症状が重い患者8人のうち7人に認知や運動の面で症状の改善が見られるなど、大きな成果を上げている。

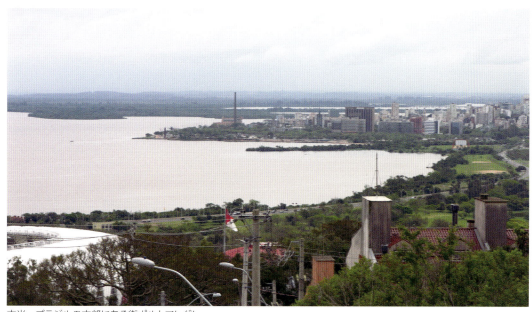

南米・ブラジルの南部にある街ポルトアレグレ。

長年、子どもたちの治療にあたってきたブラジル・ハーラー病協会会長のロベルト・ジュリアーニ医師は、「これまでは症状の進行を抑えるだけでも大変でした。それが改善の兆候まで見せているのですから、薬が神経細胞に届いている可能性が高いと考えられます。子どもたちを助けるための光が、ようやく見えてきたのです」と笑みを浮かべる。

　ルイス君も格段に改善の兆しを見せており、母親のゴレテさんは手ごたえを感じている。

　「臨床試験に参加する前、この子は人と関わり合うのが嫌いで、自分の世界に閉じこもりきりでした。でもいまはいろいろなことに興味を示すようになってくれ、私たちとも気持ちを通じ合わせてくれるようになりました。もちろん私たちはこの子の病気がどれほど困難なものか知っています。でも、この薬と出会って私たちは希望を持てるようになりました。奇跡が起きることを願えるようになったのです」

認知症治療薬の開発への応用

　「ブラジルで臨床試験が行われているハーラー病治療薬の開発に成功すれば、世界中の2,000人以上の子どもたちへの朗報となります。

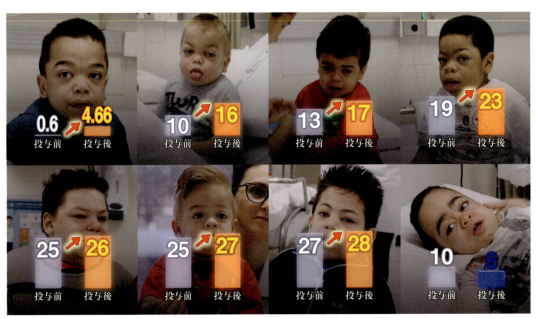

１年半にわたって続けられてきた臨床試験では、８人の患者のうち７人に、治療による症状の改善が見られている。

取材協力：Hospital de Clínicas de Porto Alegre

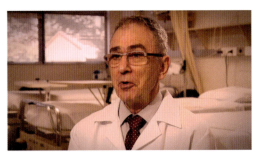

長年、ハーラー病の治療を続けてきたブラジル・ハーラー病協会会長のロベルト・ジュリアーニ医師。

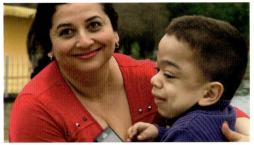

治療によって表情が豊かになり、母親とも気持ちを通わせられるまでになったルイス君。

また、ライソゾーム病全体で見れば罹患している子どもたちはもっと多くなりますので、そうした子どもたちの病気の治療にもつながります。そしてその先に、アルツハイマー病の進行を食い止める薬の道筋も見えてくるでしょう」とパードリッジ博士は期待する。

既に博士らは同じ技術を用いてアルツハイマー病の新薬の開発にも取り組んでおり、臨床試験の開始を待っている段階だ。

「この戦略は、多くの製薬会社からも注目されています。間もなくたくさんの資金が集まり、臨床試験も盛んに行われるようになるでしょう。この新しい方法で、ついにアルツハイマー病の治療へと乗り出すときが来たのです」とパードリッジ博士は話す。

血液脳関門を突破するカギとして注目されているのは、インスリンだけではない。日本の製薬企業では、血液中の鉄を脳へと運ぶのに関係する「トランスフェリン」というたんぱく質に着目し、この物質を利用することでライソゾーム病の薬を脳に送り届けようと、開発を進めている。パードリッジ博士が先鞭をつけた"トロイの木馬作戦"は、いま大きな潮流となって新しい医療の扉を開けようとしている。

終わりに──
いまだ解明されない脳の全貌

私たちの体の中には、メッセージ物質の精緻なネットワークが張り巡らされている。脳はその中の必要なものだけを巧みに利用しながら、独自のネットワークを築き上げていた。究極のネットワーク臓器としての"脳"の神秘が多くの研究者の努力で少しずつ明かされてきた。

一方、これだけ科学や医療が進歩した現在でも、脳の複雑で精緻な構造を紐解くことは容易ではない。

私たちの脳には、まだまだ多くの謎が残されている。この未知なる臓器の全貌に迫る挑戦は、いまも世界中で続いている。

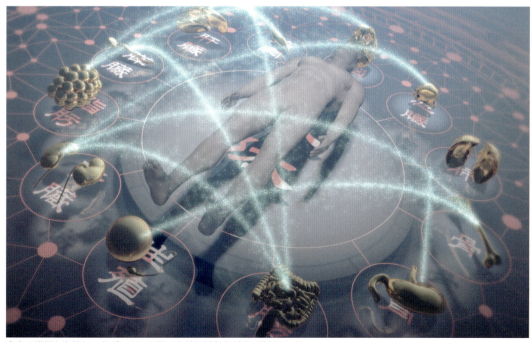

全身の臓器と密接につながっている脳。まだまだ多くの謎に満ちている。

インスリンが脳に届く仕組み 1 (CG)

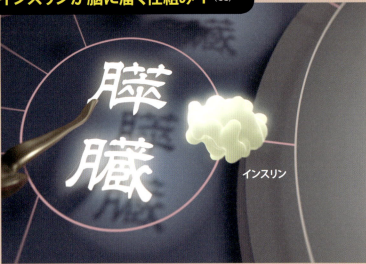

1. 食事をしたときに、すい臓から出る「インスリン」。

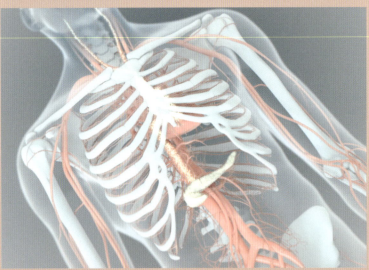

2. 血液の流れに乗って脳に向かうインスリンには、海馬の歯状回の神経細胞を増やす働きがあると考えられている。それはあたかも「記憶力をアップせよ！」というメッセージを脳に伝えているかのようだ。

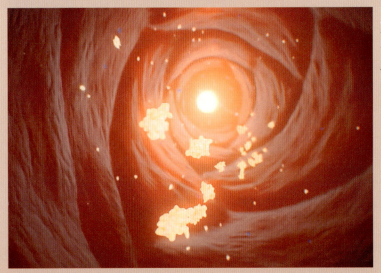

3. すい臓から脳の毛細血管にやって来たインスリン。インスリンは血液脳関門の通過が許されている数少ないメッセージ物質だ。

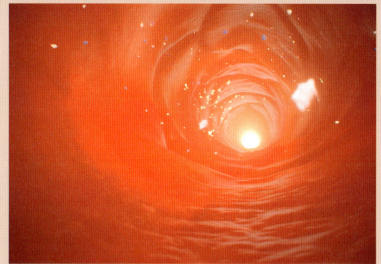

4.
しかし、血管の壁の細胞は互いにしっかりと結びついているため、インスリンが通り抜けるすき間はない。どうやって関門を突破するのだろう？

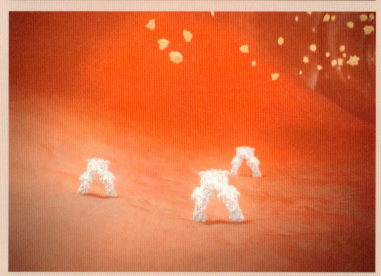

5.
よく見ると、血管の表面には小さな突起がある。

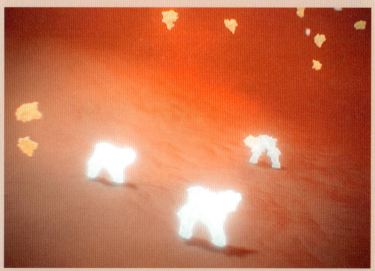

6.
インスリンはその小さな突起へと向かっていく。

インスリンが脳に届く仕組み 2 (CG)

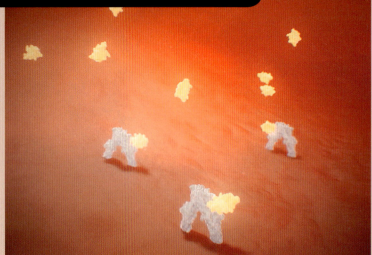

7.
突起にインスリンがくっついた。

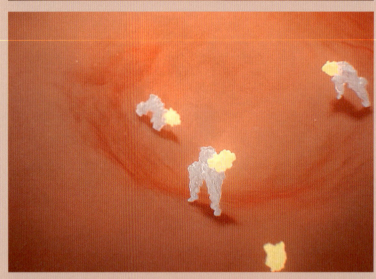

8.
その途端、まるで"秘密の扉"が開くように血管の壁が陥没し始める。

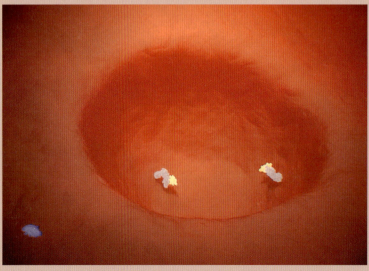

9.
インスリンは陥没していく血管の壁の中へ。

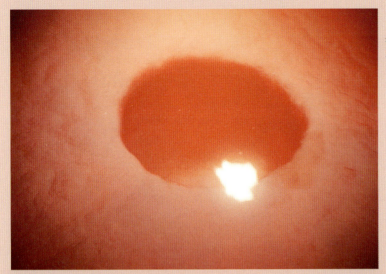

10.
奥へ奥へと吸い込まれるように入っていく。

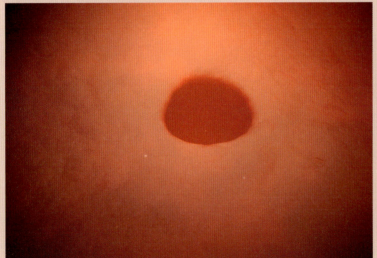

11.
ついに、血管の壁の内側へと入り込んだ。

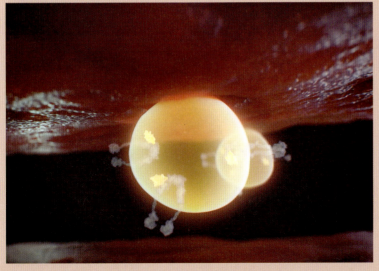

12.
壁の内側に入り込んだインスリンは、カプセル状の薄い膜に包まれている。

インスリンが脳に届く仕組み 3 (CG)

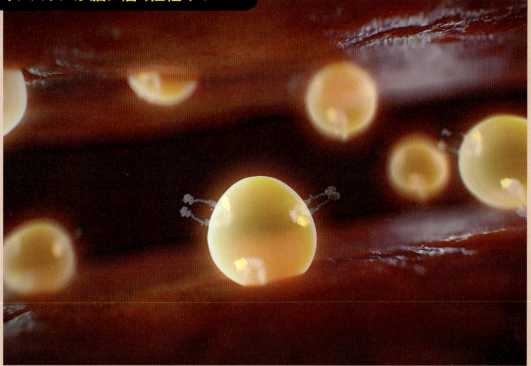

13. カプセル状の薄い膜に包まれて、インスリンが血管の壁を通過していく。

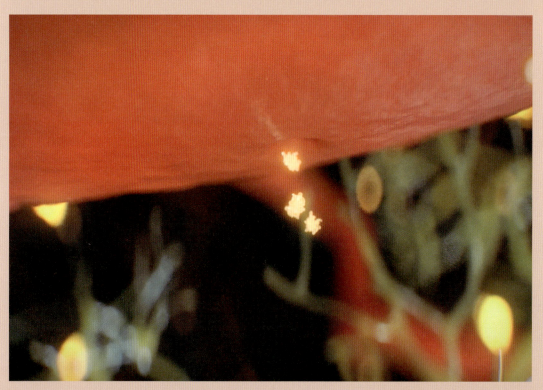

14. そのカプセル状の膜が血管の外側の壁にまで到達すると、カプセルからインスリンが脳の中へと放出されていく。

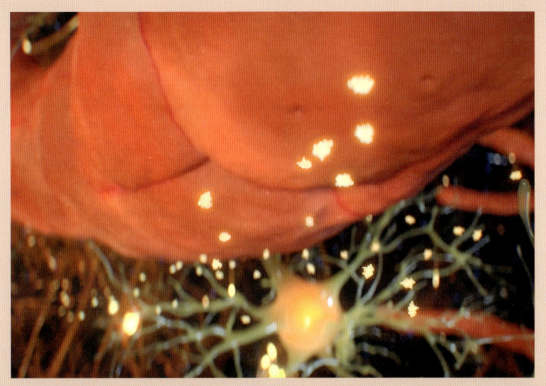
15. 脳の中に入ったインスリンは、すい臓からのメッセージを伝える。

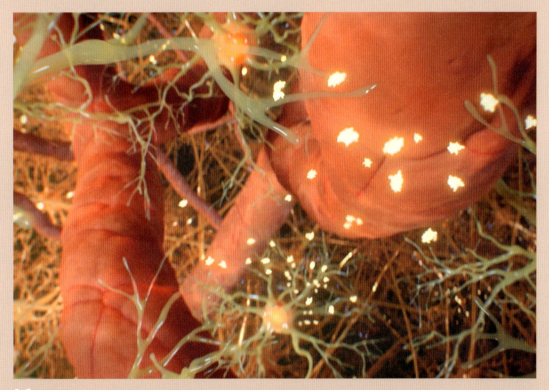
16. こうして、インスリンは脳の中でメッセージ物質としての役割を果たすと考えられている。

血液脳関門を突破して脳に薬を届ける戦略 1 (CG)

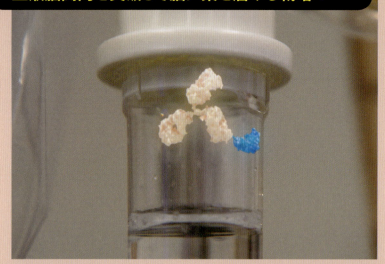

1.
脳の毛細血管の内壁にある小さな突起にくっつく性質を持つ物質（クリーム色）に、GAGを分解する薬（青色）を合体させた新薬。

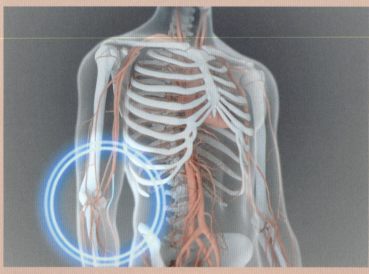

2.
この新薬を点滴によって血液の中へ注入する。

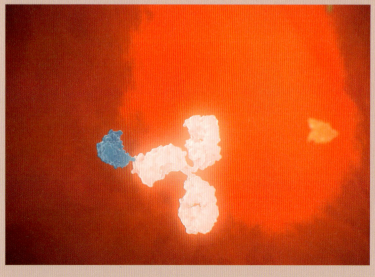

3.
血液の流れに乗って、脳の毛細血管の中を進んでいく新薬。

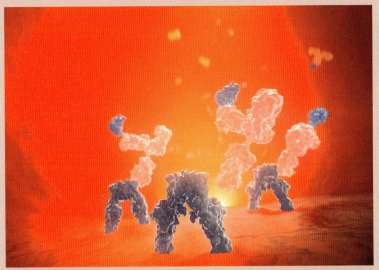

4.
血管の内壁にある、インスリンを受け止める小さな突起にたどり着いた。

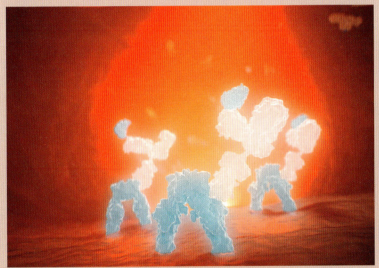

5.
この突起に薬がくっつくと、突起はインスリンが来たと勘違いして、反応を始める。

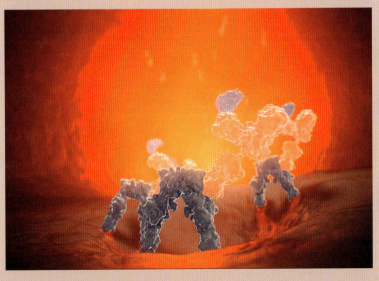

6.
すると、あの"秘密の扉"が開き始め、血管の壁が陥没していく。

血液脳関門を突破して脳に薬を届ける戦略 2 (CG)

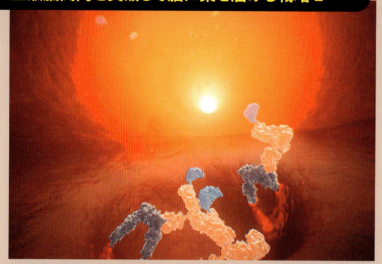

7.
新薬は血管の壁の中へ吸い込まれるように入っていく。

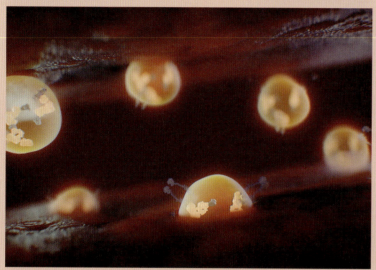

8.
壁の中に吸い込まれた新薬は、インスリンと同様に、薄い膜状のカプセルに包まれて血管の壁を通過していく。

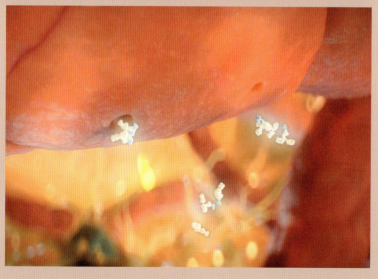

9.
こうして血管の壁を通り抜けた新薬は──。

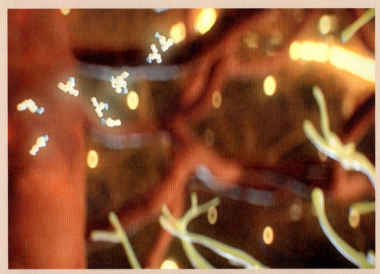

10.
脳の中へと送り込まれる。

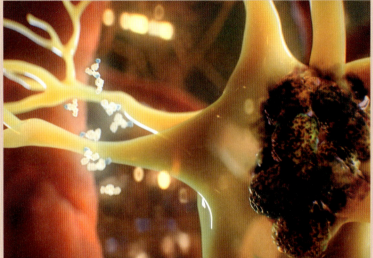

11.
脳の中に入った新薬は病気の原因となる GAG に向かっていく。

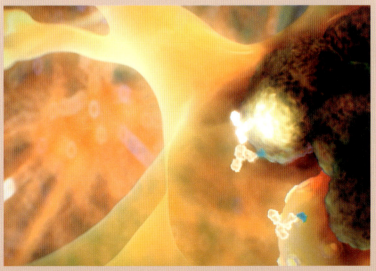

12.
GAG にたどり着くと攻撃を開始! GAG の分解が始まると考えられている。

脳の血管の壁を通り抜けるメッセージ物質（顕微鏡）

メッセージ物質は薄い膜に包まれるようにして血管の壁を突破していく。インスリンが脳の中へ運ばれる仕組みが解明されたことで、新たな認知症の治療戦略が見えてきた。「トロイの木馬」の物語のように、薬を「木馬」に潜ませ、脳に送り込むという斬新な試みも始まっている。

画像：ウィリアム：パードリッジ博士

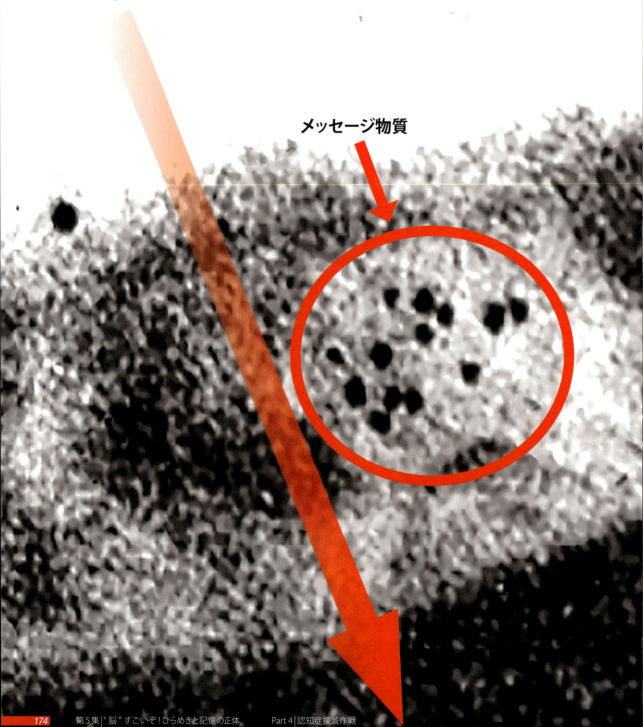

メッセージ物質

血管内部

血管の壁

脳

脳の神経細胞のネットワーク

1,000億もの神経細胞が複雑に絡み合う脳のネットワーク。最先端の脳科学は、神秘のベールに包まれたこのネットワークの実態を解き明かそうとしている。しかし、その全貌に迫る挑戦は、まだ始まったばかりだ。

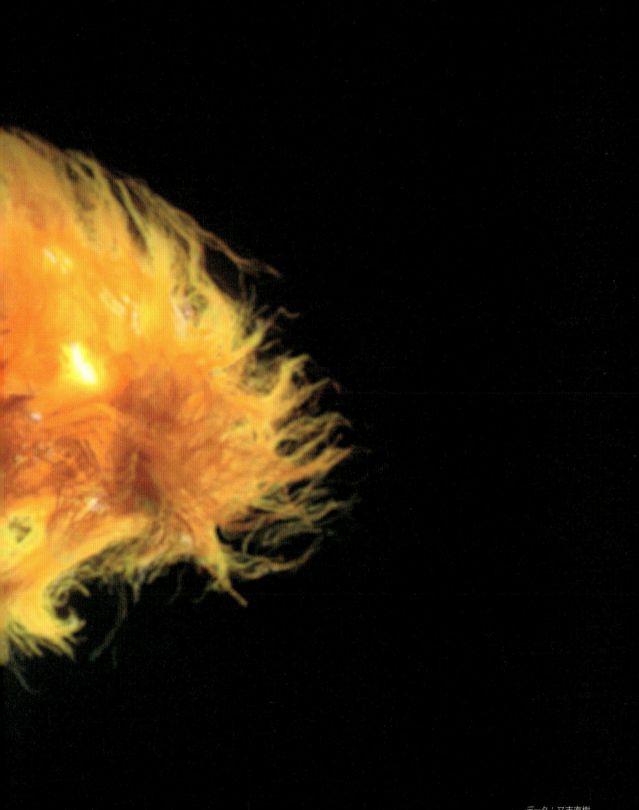

データ：又吉直樹

変わった生物を使った脳の研究最前線

脳の仕組みを解明しようという研究は、人間やマウスなど哺乳類だけで行われているわけではない。聞いたこともないような変わった生物を使った研究が、脊椎動物の脳の成り立ちや、記憶と学習のメカニズムの解明に役立っている。

覆された"脳の三位一体説"

1960年代から長く信奉されてきた脳に関する学説がある。それはアメリカの国立精神衛生研究所のポール・マクリーン博士が提唱した"脳の三位一体説"だ。人間の脳は、一番内側に「爬虫類脳」、その外側に「古哺乳類脳」、さらにその外側に「新哺乳類脳」と、生物の進化の過程ごとに現れた3つの脳が積み重なっているというものだ。

爬虫類脳は、人間の脳では「大脳基底核」と呼ばれる領域に相当し、本能的な行動などを司る。進化の歴史の中で最も古い年代に発生した脳で、爬虫類の出現とともに発達したといわれる。古哺乳類脳は「大脳辺縁系」と呼ばれる領域を指し、情動・感情などを司る。爬虫類から分岐した初期の哺乳類の出現とともに発生したと考えられた。新哺乳類脳は「大脳新皮質」と呼ばれる領域のことで、高度な認知能力や言語、理性などを司り、最も新しい年代に発生したとされた。脳の三位一体説では、これら脳の各領域は進化の過程で段階的にできたと考えられていたが、近年それを覆す研究結果が続々と発表されている。

例えば、従来、大脳新皮質は哺乳類特有のものとされていた。ところが、爬虫類や鳥類の大脳基底核の中には、大脳新皮質に相当する領域が含まれていることが明らかになった。

では、もっと原始的な脊椎動物の脳はどうなのだろうか。2016年、理化学研究所の倉谷滋博士らの研究グループは、「円口類」と呼ばれる顎のない生物を用いて、未解明だった脊椎動物の脳の成り立ちの一端を明らかにした。脊椎動物は、円口類と、顎を持つ「顎口類」とに大きく分けられ、これらは共通祖先から5億年以上前に分岐したとされる。円口類は"生きた化石"ともいわれる原始的な脊椎動物で、このグループで生き残っているのはヌタウナギとヤツメウナギしかいない。この円口類の脳の発生過程を詳細に解析したところ、顎口類が円口類と分かれた後に獲得したと考えられていた大脳基底核の一部に相当する領域が、円口類にも存在していることが分かった。こうした知見から、脊椎動物の脳が備える基本構造は、既に5億年以上前に成立していたという、新たな進化のシナリオが浮かび上がってきた。

三位一体説では説明しきれない、脳の深遠な世界が明らかになってきている。

線虫でもインスリンが記憶に関与

脳のメカニズムに迫る研究で、最近注目を集めている生物が線虫だ。

線虫は土の中に生息する線形動物で、1億種を超えるともいわれる。人間の体に寄生する回虫などもこれにあたる。この線虫の1種であるカエノラブディティス・エレガンス（C. elegans）は、脳の研究を行ううえで優れた特性を持つことから、さまざまな研究

脳の三位一体説

人間の脳は生物の進化の過程ごとに現れた3つの脳が積み重なり、段階的に進化したとする説。アメリカのポール・マクリーン博士が提唱した。

で用いられている。

　脳の研究になぜ線虫（C. elegans）が役立つのか。それは線虫の脳に相当する部分にはわずか302個しか神経細胞がないためだ。人間の脳には約1,000億個、ハエの脳でも約10万個の神経細胞があるといわれ、神経回路の研究は容易ではない。しかし、線虫ではすべての神経細胞のつながりが明らかになっており、電子顕微鏡で観察できる。つまり、神経細胞がさまざまな感覚をどの部分で捉え、信号がどう伝わり、どう活動するかというメカニズムの解析が容易にできるのだ。

　東京大学大学院理学系研究科の飯野雄一博士らの研究グループは2013年、線虫が過去に経験した飼育環境の塩濃度を記憶し、それに基づいて移動することを発見した。線虫はエサを得ていたときの塩濃度を好むようになり、エサを得られず空腹を経験したときの塩濃度を避けるように行動するのだという。つまり、線虫はエサの有無と環境の塩濃度を関連づけて記憶していると考えられるのだ。

　その後、同研究グループの富岡征大博士らは、このような線虫の学習は、線虫の神経細胞にインスリンが影響を及ぼすことで引き起こされている可能性を見出した。

　人間では、インスリンは食事をしたときにすい臓から分泌され、「記憶力をアップせよ！」というメッセージを脳に伝える役割を持っているとされる。そのインスリンが、進化的に原始的な線虫の段階から記憶や学習にも関与している可能性があるとは、まさに驚きの研究結果といえるだろう。

　生物が生きていくためには、どこに食べ物があるかという情報は非常に重要だ。その記憶を増や

線虫の学習行動

線虫はエサとともに飼育された塩濃度を好み、空腹を経験した（エサなしで飼育された）塩濃度は避けるように行動する。飼育された環境の塩濃度を記憶し、学習していると考えられる。

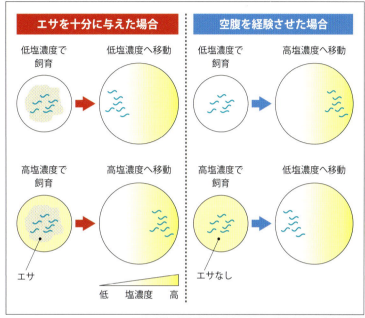

東京大学・飯野研究室のホームページ掲載図版をもとに作成

線虫（C. elegans）

線虫の1種であるC. elegansは体長1mm程度の線形動物。骨はないが、動物としての重要な器官は備えており、モデル生物として広く利用されている。

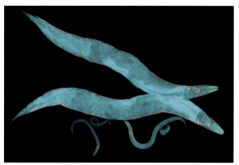

画像：Shutterstock

し学習するためにインスリンが脳（神経細胞）に作用するというメカニズムは、ひょっとして、進化の極めて早い段階から見られることなのかもしれない。線虫の研究は、そのことを我々に教えてくれる。

第4集
あとがき

　本書でご紹介している、腸のMRI画像（P30）。実は、私の腸を撮影したものです。書籍だとお見せできなくて残念ですが、実は最新技術を使って動画で撮影しています。検査直前、腸を動かすために水を一杯飲み、装置の中に横たわります。20分間ほどブーッブーッという、大音量の中でじっとしていましたが、腸が動いている感覚は全くありません。せっかく動画で撮影したのに、ピクリともしていなかったらどうしよう・・・と不安いっぱい。そして撮影が終了し、おそるおそる私の体内が映し出されたモニターを見ると、なんとそこに映っていたのはボコボコとまるで大蛇のように、お腹の中でうごめく腸の姿！水を一杯飲んだだけでこれだけ動くのですから、普段食事をした後はどれだけ激しく動いているんでしょう。知らぬ間に腸は、お腹の中でこんなに働いてくれている・・・。腸が人体の中の"独立国家"だと実感した瞬間です。

　そんな腸が従える、"腸内細菌"と"免疫細胞"。現代に蔓延する「免疫の暴走」との関係を探るため、多くの患者さんからお話をお聞きしました。特に印象に残っているのは、番組にもご出演頂いた、重症のアレルギーに悩むナタシャさん。今回、はじめて腸内細菌の検査を受けて頂いたのですが、結果を見て、「まさか腸に異変が見つかるなんて！」と、とても驚いていました。ナタシャさんは幼い頃、何度も抗生物質を飲む機会があったそうです。これが一因となっているのかはもちろん分かりませんが、腸内細菌がなんらかのダメージを受けたことは間違いないでしょう。これから腸内細菌と免疫の関係について、解明が進んでいけば、未だ根本的な解決策が見つかっていない、こうした「免疫の暴走」の治療や予防が出来る時代もやってくるはずです。

　異物である細菌たちとやりとりをしなければ健康を保てない、私たちの体。「人体」とは、何を指すのか、その観念がユラユラと揺さぶられます。腸の中で行われているミクロの会話の全貌が解明されたとき、「人体」の考え方も大きく変わるのかもしれません。

ディレクター　福原暢介

「腸で日々起きていることをつぶさに観察すれば、2時間ドラマのシナリオなんていくらでも書けるんじゃないか?」腸のことを深く知れば知るほど、私はいつもそんな妄想に駆られました。

たとえば免疫細胞を、幕末の日本に生きた侍たちと考えます。かれら侍は、欧米列強など外敵（細菌）が無数に集まる、人体の中でも特殊な臓器・腸にやってきます。外敵から日本（人体）を守ろうと血気盛ん。いつでも臨戦態勢です。ところが侍の一部は、何と外敵の声に熱心に耳を傾け、まるで坂本龍馬のような冷静さを兼ね備えた侍（Tレグ）に変化。そして周りの血気盛んな侍たちをなだめ始めるではないですか。「この裏切り者!」多くの侍は憤慨するかもしれませんが、しかし結果的に無用な内紛（暴走した免疫細胞が、人体そのものを傷つけること）を防ぎ、日本（人体）を守る事に繋がる……。かなり強引な例えですが、日本の行く末を握る幕末のドラマチックな出来事が、腸では毎日のように繰り広げられています。しかも腸にやってくる食事によって、そのシナリオは幾通りにも変化する可能性があります。「事実は小説よりも奇なり」とはこの事です。

最先端の医学は、ともすれば一般の人からは縁遠い存在です。「自分の体の中で何が起きているのか?」と我が身を顧みることも、病気にでもならないかぎりほぼ無いと思います。しかしそれではもったいないほど、人体（とくに腸）の中はドラマチックで面白い。それが、制作者として一番伝えたかったことです。手に汗握るような攻防戦を毎日休み無く繰り返しながら、腸に集まる細胞たちは、私たちの健康を守るために必死に生きています。その結果、自分は生かされているわけですから、「毎日がつまらない」なんて言っちゃもったいない。腸を知ることで、読者の皆さんがそんな前向きな気分に少しでもなれたら、嬉しい限りです。

番組のために様々な知恵を貸して頂いた研究者の方々、そして快く取材・撮影を引き受けて下さった難病と闘う患者の皆様、そのほかお力を貸して頂いた全ての皆様、この場を借りて感謝申し上げます。

NHK科学・環境番組部
ディレクター　安元文章

第5集
あとがき

　今回、「脳」の回を担当するにあたって、ひとつだけ自分に課したハードルがあった。

　それは「病気の患者を扱わない」ということ。もう少し丁寧に言うならば、「脳の特定の機能を失った患者をとりあげることで、逆説的にその機能の大切さ、不可欠さ、ひいては脳の神秘を伝えるという方法をとらない」、ということだ。

　今から25年前、NHKでは「驚異の小宇宙・人体Ⅱ」という大型シリーズを放送した。タモリさんが司会をつとめた初代「人体」シリーズに続く第2弾にあたり、養老孟司さんと樹木希林さんを司会に、「脳と心」をテーマに6本の番組が放送された。そしてその中で多くとられていたのが、上記の手法だった。それはとても説得力のある形で、私たちに脳の深遠な世界を伝えてくれていたし、ある程度の成功が約束されているやり方だった。だからこそ、それから四半世紀が経った今、新しい挑戦ができたらいいなと思った。

　でもそれは、なかなか越えるのが困難なハードルだった。脳の活動の様子をはかるためには、外科手術で電極を刺しこむなどして測定しなければならないが、通常そのような検査は病気の患者にしか行えないからである。健常な状態の私たちの脳がどのように働き、それがどのように私たちに知覚され、意識されるのか、それを知るすべは、25年前に比べ科学が驚くほど発達したとはいえ、ほとんどなかった。

　アメリカやヨーロッパを転々としながらさまざまな研究者に取材をさせていただいたが、なかなか思うような進展がなかった。そうしたなか、フランス・パリの脳科学者のもとを訪ね研究内容の解説を受けた時、手伝いをしてくれたポスドクの学生が「僕、こんな研究しているんだけど」といって見せてくれたのが、MRIなど人の体を傷つけない

方法を用いて「物を見た時の、人の脳の反応」を1000分の1ミリ秒単位で解析し、その際に活動する脳の領域を「白子の脳」の上に時間経過と共にマッピングしたものだった。初めて見る映像で、理屈抜きで「へー、こうなっているんだ」と見入ってしまう面白さがあった。この脳の働きを、神経細胞のネットワークを使って表現することができたらさらに面白いなと思い取材を進めてみたところ、日本の若手研究者でそれを行っている人がいることが分かった。それが、国際電気通信基礎技術研究所（ATR）の山下宙人さんだった。そして山下さんの協力のお陰で、「人の顔を見た時の、神経ネットワークの働き」の超高精細CG実現に向けて動き出すことが可能となり、番組の突破口が開けていった。

　なお、今回の神経細胞ネットワークのCG作成では、日本を代表するフリーのクリエイターたちが抜群の腕を振るってくれた。試行錯誤を重ねながら、MRIのデータを荘厳で美しいモデルに仕上げ、そのモデルを使い、ダイナミックな動きを付けてくれた。これらの方々の力添えなくして、この本にも多く載せられている神秘的な映像が世に出ることはなかった。記して謝意としたい。

　最後に、私事で恐縮だが、今回の番組のアメリカ・ヨーロッパ取材に出かける日の朝、父が死んだ。がんが見つかった時には既に末期で、入院して1か月ほどでみるみる体が衰え、それに伴い、健康だった脳の機能も衰えていった。体との絶妙なバランスのもとで成り立っている私たちの脳の繊細さ、そしてまだまだ神秘のベールに厚く覆われた脳を与えられ、生かされていることのありがたさを、つくづく実感した。

NHKエンタープライズ
ディレクター　大島隆之

放送番組 CREDITS

NHKスペシャル　人体　神秘の巨大ネットワーク

司会 ─────── タモリ　山中 伸弥
音楽 ─────── 川 憲次
語り ─────── 池松 壮亮　久保田 祐佳

題字 ─────── 西山 鳳陽
声の出演 ───── 81プロデュース
国際共同制作 ─── S4C（イギリス）　CuriosityStream（アメリカ）
制作 ─────── NHK

第4集 万病撃退！"腸"が免疫の鍵だった（2018年1月14日放送）

スタジオゲスト … 田中 将大
　　　　　　　　 小島 瑠璃子

取材協力 ……… Janssen
　　　　　　　 Siemens
　　　　　　　 大阪大学免疫学フロンティア研究センター
　　　　　　　 大阪母子医療センター
　　　　　　　 京都大学医学部附属病院
　　　　　　　 千葉大学
　　　　　　　 東京大学大学院
　　　　　　　 日本医科大学千葉北総病院
　　　　　　　 日本蛋白質構造データバンク
　　　　　　　 オリンパス
　　　　　　　 キヤノン
　　　　　　　 横河電機
　　　　　　　 理化学研究所
　　　　　　　 DNAチップ研究所

　　　　　　　 上村 想太郎　　榎本 雅夫
　　　　　　　 大澤 朗　　　 大野 博司
　　　　　　　 垣花 和彦　　 金 倫基
　　　　　　　 清野 宏　　　 工藤 進英
　　　　　　　 國澤 純　　　 倉島 洋介
　　　　　　　 甲賀 大輔　　 後藤 義幸
　　　　　　　 齋藤 滋　　　 坂本 光央
　　　　　　　 佐藤 慎太郎　 塩崎 有宏
　　　　　　　 清水 金忠　　 竹田 潔
　　　　　　　 辻 典子　　　 土屋 恭一郎
　　　　　　　 富樫 かおり　 戸村 道夫
　　　　　　　 長竹 貴広　　 名島 悠峰
　　　　　　　 長谷 耕二　　 福田 真嗣
　　　　　　　 藤森 俊二　　 本田 賢也
　　　　　　　 村上 正晃　　 茂呂 和世
　　　　　　　 和田 和子

映像提供 ……… NEP/Body：the inside story
　　　　　　　 PPS通信社
　　　　　　　 Shutterstock
　　　　　　　 桜映画社
　　　　　　　 東京都健康安全研究センター
　　　　　　　 日東薬品工業
　　　　　　　 ヤクルト本社
　　　　　　　 ヨネ・プロダクション
　　　　　　　 大矢 幸弘
　　　　　　　 下条 直樹

（スタジオパート）
撮影 ………… 小川 保
技術 ………… 五十嵐 正文
照明 ………… 北村 匡浩
美術 ………… 川名 隆
CG制作 ……… 岡本 舞子
ディレクター … 松村 亮一

撮影 ………… 今井 輝
照明 ………… 甲斐 隆幸
映像技術 …… 北村 和也
映像デザイン … 倉田 裕史
VFX ………… 高畠 和哉
CG制作 ……… 永田 雅己
音声 ………… 小畑 ひかる
音響効果 …… 米田 達也

コーディネーター 上出 麻由
リサーチャー … 相川 はづき
取材 ………… 坂元 志歩
編集 ………… 森本 光則

ディレクター … 安元 文章
　　　　　　　 福原 暢介

制作統括 …… 井上 智広
　　　　　　　 浅井 健博

第5集 "脳"すごいぞ！ ひらめきと記憶の正体（2018年2月4日放送）

スタジオゲスト … 菅野 美穂
　　　　　　　　 又吉 直樹

取材協力 ……… 理化学研究所 生理学研究所
　　　　　　　 日本蛋白質構造データバンク
　　　　　　　 アラヤ・ブレーン・イメージング
　　　　　　　 Christof Koch　　 Giulio Tononi
　　　　　　　 Stanislas Dehaene　Maiken Nedergaard
　　　　　　　 Steven Laureys　　 David Van Essen　　Craig Stark
　　　　　　　 Michael Yassa　　 Mazen Kheirbek　　Paul Frankland
　　　　　　　 Laurence Reagan　　Maike Ramon　　　Josef Kittler

　　　　　　　 池内 健　　　 池谷 裕二
　　　　　　　 猪原 匡史　　 大石 健一
　　　　　　　 岡田 知久　　 小川 剛史
　　　　　　　 奥山 虎之　　 小野田 慶一
　　　　　　　 河西 春郎　　 澤本 和延
　　　　　　　 竹村 浩昌　　 立川 正憲
　　　　　　　 田中 啓治　　 土屋 恭一郎
　　　　　　　 寺崎 哲也　　 富樫 かおり
　　　　　　　 富岡 征大　　 仲柴 俊昭
　　　　　　　 尾藤 晴彦　　 平瀬 肇
　　　　　　　 藤澤 茂義　　 宮内 哲
　　　　　　　 村上 正晃　　 森 進
　　　　　　　 山下 宙人　　 和氣 弘明

映像提供 ……… 京都大学 iPS細胞研究所
　　　　　　　 毎日新聞社
　　　　　　　 Getty Images

（スタジオパート）
撮影 ………… 小川 保
技術 ………… 五十嵐 正文
照明 ………… 加藤 稔雄
美術 ………… 川名 隆
CG制作 ……… 比嘉 了
ディレクター … 松村 亮一

撮影 ………… 糸数 康宏
照明 ………… 小川 房美
映像技術 …… 田口 彩
映像デザイン … 富澤 央義
VFX ………… 緒方 達郎
CG制作 ……… 安井 治次郎
音声 ………… 緒形 慎一郎
音響効果 …… 米田 達也

コーディネーター 小西 彩絵子
リサーチャー … 長澤 崇代
取材 ………… 樋川 心
　　　　　　　 渡邉 由紀
編集 ………… 荒川 新太郎

ディレクター … 大島 隆之

制作統括 …… 田中 孔一
　　　　　　　 井手 真也
　　　　　　　 浅井 健博

■ Special Thanks（第 4 集、第 5 集）

秋山 一憲
朝倉 涼
石井 優樹
今井 了
大口 孝之
大矢 好一郎
興村 暁人
小田島 佑樹
栗原 洋介
呉 敬仁
黒木 健太
後藤 亜由美
小山 健一
今野 由美子
酒井 菜月
酒井 勇太
佐川 佳世
佐藤 浩祐
澤田 友明
白井 麻理江
杉浦 麻希子
杉村 克之
相馬 裕美
竹島 理恵
伊達 吉克
田所 日菜子
玉野 希
寺村 太一
刀祢平 真吾
中野 おかゆ
西牟田 祐禎
野口 智美
花輪 幸輝
日向 彩子
藤本 真一郎
増田 裕康
松岡 勇気
三上 拓
宮地 福太郎
村川 明里紗
山﨑 勇太
山田 竜一
Alvaro del Campo
Bruno Leni
Phillip Sweeney
Romain Haddad

書籍・主要参考文献

【書籍】
『図解 内臓の進化』 講談社
『からだの中の外界 腸のふしぎ』 講談社
『病気がみえる vol.1 消化器』 メディックメディア
『腸内フローラ 10 の真実』 主婦と生活社
『消化管（おなか）は泣いています』 ダイヤモンド社
『免疫学コア講義』 南山堂
『みんなの体をまもる免疫学のはなし』 大阪大学出版会
『よくわかる便秘と腸の基本としくみ』 秀和システム
『実験医学増刊 2014, Vol.32 No.5』 羊土社
『実験医学 2016, Vol.34 No.6』 羊土社
『実験医学増刊 2017, Vol.35 No.7』 羊土社
『医学のあゆみ 2014, Vol.251 No.1』 医歯薬出版
『医学のあゆみ 2016, Vol.258 No.10』 医歯薬出版
『ニュートン別冊 脳のしくみ』 ニュートンプレス
『みる見るわかる 脳・神経科学入門講座』 羊土社
『プロが教える 脳のすべてがわかる本』 ナツメ社
『病気がみえる vol.7 脳・神経』 メディックメディア
『運動・からだ図解 脳・神経のしくみ』 マイナビ出版
『よくわかる脳のしくみ』 ナツメ社
『進化医学 人への進化が生んだ疾患』 羊土社
『ブレインブック みえる脳』 南江堂
『脳と心のしくみ』 新星出版社
『糖尿病学 2015』 診断と治療社
『ぜんぶわかる 人体解剖図』 成美堂出版
『これでわかる！人体解剖パーフェクト事典』 ナツメ社
『からだの地図帳』 講談社
『人体の構造と機能』 医歯薬出版
『史上最強図解 これならわかる！生理学』 ナツメ社

【Web サイト】
難病情報センター　http://www.nanbyou.or.jp/
厚生労働省　http://www.mhlw.go.jp/

書籍・編集協力者一覧

【編集協力】
熊野　暁
塩谷　雄飛
中嶋　伸二
渡辺　修二
多菊　香弥乃
相川　眞美
飯田　舞
高瀬　康彦
（以上、ポリセント株式会社 http://policent.com/）

越海編集デザイン

井石　綾
兵藤　香
（以上、NHK エンタープライズ）

【データ提供（メッセージ物質）】
日本蛋白質構造データバンク

【図版作成】
さくら工芸社

【執筆協力】
鹿嶋　由美子
多賀屋　寛
千田　敏之

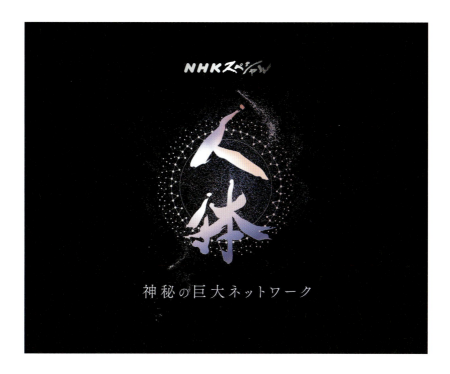

本書は、2017年9月30日より放送開始のNHKスペシャル「人体～神秘の巨大ネットワーク～」より、下記の2つの番組の内容を書籍化したものです。

【第4集】万病撃退！"腸"が免疫の鍵だった（2018年1月14日放送）
【第5集】"脳"すごいぞ！ひらめきと記憶の正体（2018年2月4日放送）

- 書籍化にあたり、最新情報などを取り入れるとともに、
  写真、図版、イラストを新たに追加したところもあります。
- 文中に出てくる、研究者等の肩書につきましては、番組放送当時のままとしてあります。
- また、顕微鏡画像の中には、人体の仕組みを知るために撮影された
  動物の体内画像も含まれています。
- 本書は、解説ページと写真ページとで構成していますが、
  それぞれのページに同じ画像を掲載しているところもあります。

NHK スペシャル「人体〜神秘の巨大ネットワーク〜」3

2018年6月20日 第1刷発行

編者	NHK スペシャル「人体」取材班
発行者	千石雅仁
発行所	東京書籍株式会社
	東京都北区堀船 2-17-1　〒114-8524
	03-5390-7531（営業）／03-5390-7455（編集）
	出版情報 =https://www.tokyo-shoseki.co.jp
印刷・製本	図書印刷株式会社
ブックデザイン	金子裕（東京書籍 AD）
DTP	越海辰夫
編集協力	ポリセント株式会社
編集	植草武士
	金井亜由美
	小池彩恵子（以上、東京書籍）

Copyright © 2018 by NHK
All rights reserved.
Printed in Japan

ISBN978-4-487-81097-0 C0047

乱丁・落丁の場合はお取替えいたします。
定価はカバーに表示してあります。
本書の内容の無断使用はかたくお断りいたします。

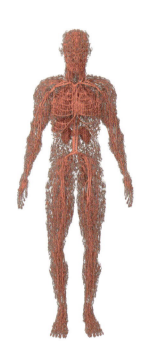

書籍版 NHKスペシャル 人体 〜神秘の巨大ネットワーク〜 全4巻

【編者】NHKスペシャル「人体」取材班
【判型】B5判変型（247mm×182mm）
【発行】東京書籍株式会社

● 巻構成

第1巻
【プロローグ】
神秘の巨大ネットワーク

【第1集】
"腎臓"が寿命を決める

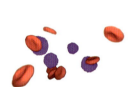
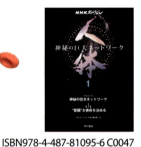

ISBN978-4-487-81095-6 C0047

第2巻
【第2集】
驚きのパワー！"脂肪と筋肉"が命を守る

【第3集】
"骨"が出す！最高の若返り物質

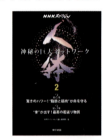

ISBN978-4-487-81096-3 C0047

第3巻
【第4集】
万病撃退！"腸"が免疫の鍵だった

【第5集】
"脳"すごいぞ！ひらめきと記憶の正体

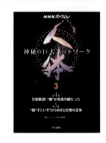

ISBN978-4-487-81097-0 C0047

第4巻
【第6集】
"生命誕生"見えた！母と子 ミクロの会話

【第7集】（最終回）
"健康長寿"究極の挑戦

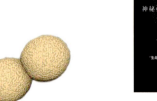

ISBN978-4-487-81098-7 C0047

※タイトルは変更になることがあります。

※発売日等の詳しい内容につきましては、東京書籍・出版営業部までお問い合わせください。
電話 03-5390-7531　FAX 03-5390-7538